MASSAGEM
para o desempenho esportivo

O massagista terapêutico Michael McGillicuddy, licenciado pela Associação Americana de Massagem Terapêutica, é um profissional altamente requisitado em seu campo. Ele trabalhou para diversos atletas de elite, assim como em competições nacionais, para a Associação dos Tenistas Profissionais (ATP), para a Associação Americana de Patinação Artística, para a equipe norte-americana de esgrima e para os Jogos Olímpicos de Atlanta.

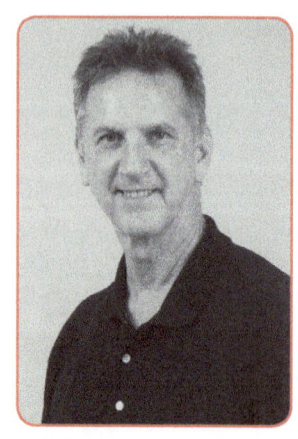

McGillicuddy formou-se na Escola de Massagem Terapêutica da Flórida e é licenciado pela Comissão de Massagem Terapêutica do Estado da Flórida e pela certificação nacional para massagem e trabalho corporal. Sua formação tem sido orientada por importantes massagistas terapêuticos, incluindo Benny Vaughn, Jack Meagher, Aaron Mattes e Rich Phaigh.

McGillicuddy é proprietário da Escola de Massagem Terapêutica da Flórida Central, em Winter Park, Flórida, onde ensina e pratica a massagem esportiva. Ele vive em Orlando, na Flórida.

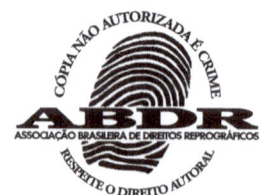

M145m	McGillicuddy, Michael.
	Massagem para o desempenho esportivo / Michael McGillicuddy ; tradução: Pablo Nunes Ribeiro ; revisão técnica: Débora Grace Otten Schnarndorf. – Porto Alegre : Artmed, 2012.
	192 p. ; 25 cm.
	ISBN 978-85-363-2770-9
	1. Fisioterapia. 2. Massagem – Esporte. I. Título.
	CDU 615.8:796

Catalogação na publicação: Ana Paula M. Magnus – CRB 10/2052

MICHAEL McGILLICUDDY

MASSAGEM
para o desempenho esportivo

Tradução:
Pablo Nunes Ribeiro

Consultoria, supervisão e revisão técnica desta edição:
Débora Grace Otten Schnarndorf
Fisioterapeuta em Ortopedia e Traumatologia.
Especialista em Cinesiologia pela Universidade Federal do Rio Grande do Sul,
com formação em Osteopatia, Método Kabat, Terapia Manual e Pilates.

Reimpressão 2021

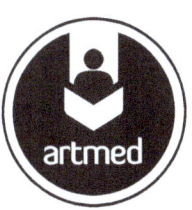

2012

Obra originalmente publicada sob o título
Massage for Sport Performance
ISBN 9780736083010

Copyright © 2011 by Michael McGillicuddy

Translation published by arrangement with Human Kinetics.

All rights reserved. Except for use in a review, the reproduction or utilization of this work in any form or by any electronic, mechanical, or other means, now known or hereafter invented, including xerography, photocopying, and recording, and in any information storage and retrieval sistem, is forbidden without the written permission of the publisher.

Capa: *Márcio Monticelli*

Imagem da capa: *©iStockphoto.com/BanksPhotos, 2009: Deep Back Massage*

Preparação de originais: *Ana Luisa Gampert*

Leitura final: *Grasielly Hanke Angeli*

Editora responsável por esta obra: *Dieimi Lopes Deitos*

Coordenadora editorial – Biociências: *Cláudia Bittencourt*

Gerente editorial – Biociências: *Letícia Bispo de Lima*

Projeto e editoração: *Techbooks*

Reservados todos os direitos de publicação, em língua portuguesa, à
ARTMED EDITORA LTDA., divisão do GRUPO A EDUCAÇÃO S.A.
Av. Jerônimo de Ornelas, 670 – Santana
90040-340 – Porto Alegre – RS
Fone: (51) 3027-7000   Fax: (51) 3027-7070

É proibida a duplicação ou reprodução deste volume, no todo ou em parte, sob quaisquer formas ou por quaisquer meios (eletrônico, mecânico, gravação, fotocópia, distribuição na Web e outros), sem permissão expressa da Editora.

Unidade São Paulo
Av. Embaixador Macedo Soares, 10.735 – Pavilhão 5 – Cond. Espace Center
Vila Anastácio – 05095-035 – São Paulo – SP
Fone: (11) 3665-1100   Fax: (11) 3667-1333

SAC 0800 703-3444 – www.grupoa.com.br

IMPRESSO NO BRASIL
PRINTED IN BRAZIL
Impresso sob demanda na Meta Brasil a pedido de Grupo A Educação.

Gostaria de dedicar este livro a minha esposa, Cheryn McGillicuddy, cujo amor e dedicação foram fundamentais em meu desenvolvimento pessoal e profissional. Dedico também a todos os grandes professores que tive ao longo de 26 anos de prática, os quais me ajudaram a obter o conhecimento necessário para dominar a arte e a ciência da massagem esportiva.

Sumário

Material complementar 9 | Relação de músculos 10

Parte I Preparação para a massagem 13

Capítulo 1 Introdução à massagem esportiva. 15
Capítulo 2 Equipamentos para a massagem esportiva. 29
Capítulo 3 Conhecendo os músculos 43
Capítulo 4 Planejamento da massagem pré-evento 61
Capítulo 5 Planejamento da massagem pós-evento 69

Parte II Aplicando técnicas de massagem 77

Capítulo 6 Alongamento 79
Capítulo 7 Massagens pré e pós-evento. 103
Capítulo 8 Massagem de recuperação. 131
Capítulo 9 Tratamentos para esportes específicos 161

Índice 189

Material complementar (em inglês)

Técnicas de massagem

Massagem pré-evento

Massagem pós-evento

Massagem de recuperação

Tratamentos específicos para o esporte

O material complementar (em inglês) que acompanha este livro ampliará seu conhecimento sobre a aplicação de técnicas de massagem. Estão incluídas aquelas mais comuns, uma rotina de massagem pré-evento, uma de pós-evento, uma de recuperação, bem como tratamentos para alguns problemas comumente encontrados no futebol americano, basquete, futebol, beisebol, golfe e tênis. As massagens e técnicas específicas apresentadas estão indicadas no texto com o seguinte símbolo:

No material complementar* (em inglês), o indivíduo que realiza as técnicas de massagem é referido genericamente como *profissional*,** por motivos de coerência e simplicidade. As técnicas apresentadas podem ser aplicadas por preparadores físicos, fisioterapeutas, massagistas terapêuticos ou qualquer outro profissional desde que respeitando sua área de atuação. É de inteira responsabilidade do profissional avaliar de forma objetiva seu próprio nível de competência para aplicá-las e evitar qualquer atitude que possa resultar em uma violação do objetivo da prática.

---

*Material disponível no endereço apoio.grupoa.com.br/massagemdesempenhoesportivo, em Conteúdo Online.

**N. do R.T.: "trainer", ou seja "treinador", é a denominação usada pelo autor em uma referência ao treinamento muscular obtido pela massagem. Aqui, o termo pode ser confundido com "treinador de equipe". Para tanto, será usado o termo "profissional", uma vez que essas técnicas podem ser executadas por outros profissionais envolvidos com a área esportiva.

Relação de músculos

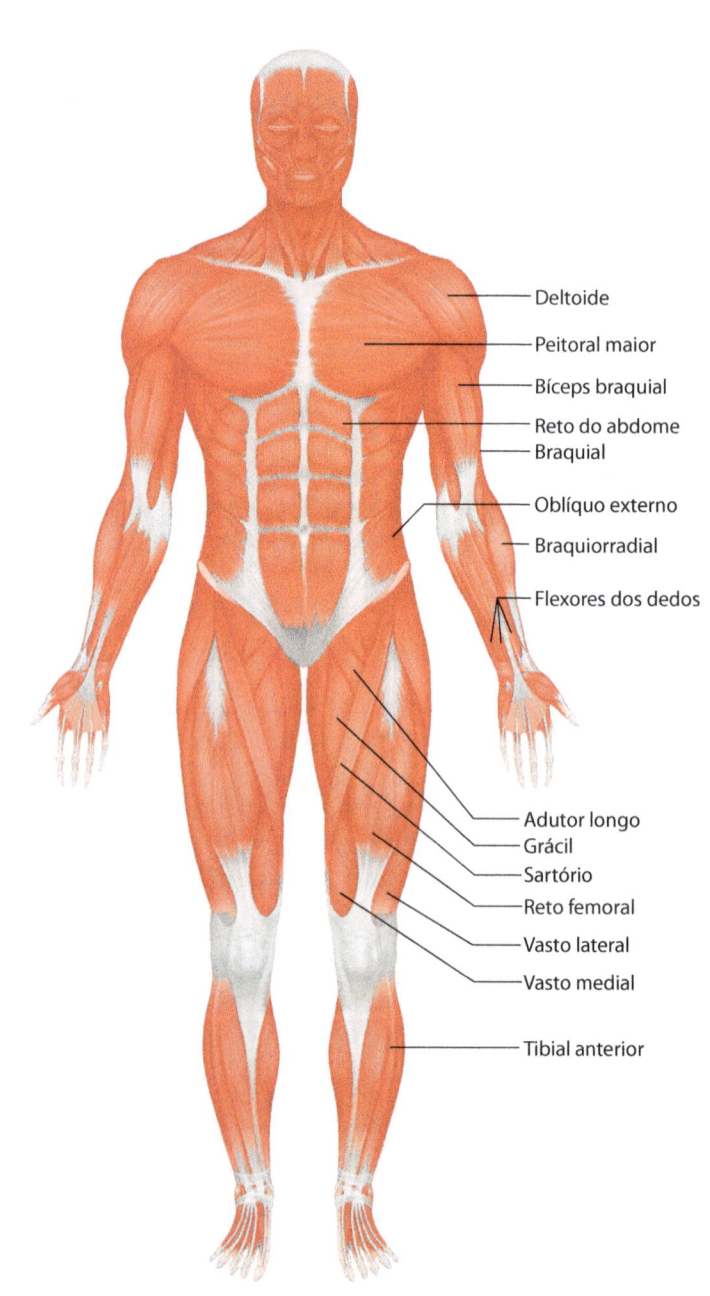

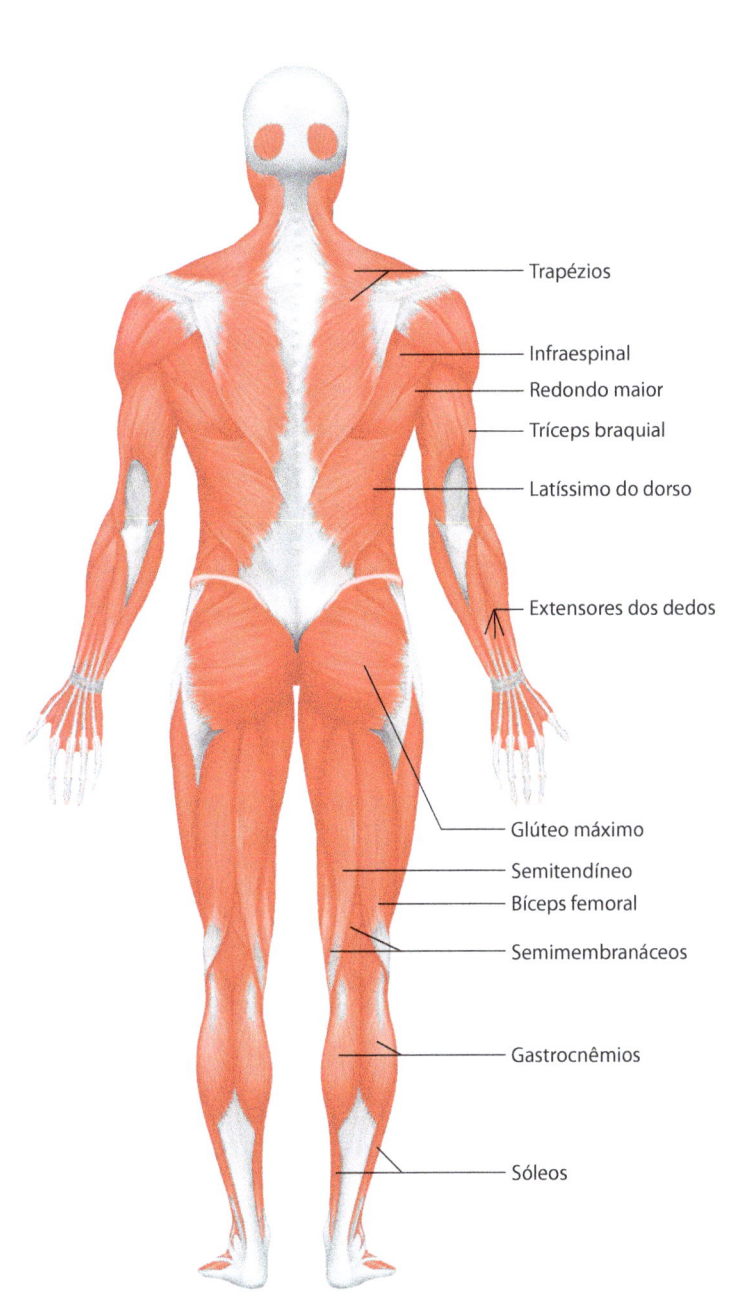

Parte I

Preparação para a massagem

CAPÍTULO 1

Introdução à massagem esportiva

No decorrer da história, as pessoas sempre souberam que um determinado tipo de toque as ajudava a se recuperar de exercícios e lesões. A massagem é praticada por quase todas as culturas desde o início da civilização – tal prática pode ter sido iniciada pelos povos indígenas norte-americanos, africanos, australianos e havaianos. Registros de diversas civilizações antigas, como a egípcia, a chinesa, a japonesa e a indiana, mostram que a massagem estava incorporada ao cotidiano desses povos. As primeiras formas de massagem ocidental foram praticadas pelos gregos e romanos, que construíram ginásios nos quais incorporaram a massagem, as fontes termais e os banhos como parte da sua cultura – em particular, do esporte e da prática de exercícios. A princípio, os gregos ergueram ginásios com o objetivo de promover seus treinamentos militares e atléticos. Contudo, mesmo após terem sido derrotados pelos romanos, continuaram a construí-los e a enfatizar a importância desses locais para as atividades sociais e de saúde.

Grande parte dos textos contemporâneos sobre massagem terapêutica creditam Pehr Henrik Ling (1776-1839), considerado o pai da fisioterapia, como o precursor da massagem moderna. Ling desenvolveu seu próprio sistema de ginástica médica, exercício e massagem, que se tornou conhecido como massagem sueca. Tal sistema era aplicado para diminuir a dor, melhorar a circulação, reduzir a tensão muscular e restabelecer a amplitude dos movimentos.

Nos anos 1980, Jack Meagher tornou-se conhecido como líder em massagem esportiva nos Estados Unidos. Ele foi o massagista terapêutico oficial da equipe olímpica de hipismo norte-americana e trabalhou com diversos jogadores da liga nacional de futebol americano. Naquela época, muitos profissionais da área médica duvidavam da eficácia da massagem terapêutica esportiva. Jack passara muitos anos aperfeiçoando sua prática em seres humanos, e, com frequência, ouvia que os benefícios da massagem eram puramente psicológicos. Assim, decidiu realizar a massagem esportiva em cavalos, com o objetivo de provar que os seus benefícios não eram apenas psicológicos. Nas Olimpíadas de 1976, a equipe de hipismo norte-americana conquistou duas medalhas de ouro e uma medalha de prata. Após o sucesso olímpico, Jack foi convidado a palestrar sobre massagem esportiva para várias organizações profissionais de massagem terapêutica.

Ao longo de sua experiência profissional, Jack sabia que a carreira de atletas profissionais poderia ser estendida por meio da aplicação adequada de técnicas de massagem esportiva. Na introdução de seu livro *Sport Massage* (escrito em coautoria com Pat Boughton), o autor afirma que: "Independentemente do esporte que você pratica, a massagem esportiva proporciona 20% a mais de desempenho, bem como proteção e tempo extra por jogo, por temporada e por carreira" (p. xiii). A explicação para isso era a de que a aplicação adequada da massagem esportiva permitiria ao atleta passar por uma série completa de movimentos sem esforço. Com frequência, a principal fonte de limitação advém da resistência interna dos grupos de músculos antagonistas ao cruzarem sobre as articulações. Conforme um atleta envelhece, a resistência interna dos músculos aumenta, resultando em um desempenho menos eficiente. As técnicas de massagem esportiva de Jack foram desenvolvidas justamente para eliminar o máximo possível dessa resistência. Como resultado, atletas foram recuperados, revitalizados e inspirados a continuar atuando com alto nível de desempenho em esportes profissionais.

Outro nome importante para a massagem esportiva nos Estados Unidos é Aaron L. Mattes. Aaron tem atuado como conferencista internacional em seminários de medicina e congressos de massagem terapêutica sobre o tema do alongamento terapêutico. Já empregou mais de 250.000 horas em participação esportiva, treinamento em saúde, reabilitação, treinamento esportivo e atlético, medicina esportiva e programas de prevenção. Ele desenvolveu uma técnica de alongamento chamada de alongamento ativo isolado, a qual praticou com maestria ao longo dos últimos 45 anos. Esse método científico de alongamento isola cada grupo muscular de cada articulação principal do corpo e requer que o atleta movimente repetidamente as articulações por uma gama de movimentos de maneira ativa, até que a série completa seja alcançada.

A massagem esportiva evoluiu nos Estados Unidos como uma modalidade devido ao trabalho de profissionais excepcionais, como Meagher e Mattes, que combinaram técnicas de massagem, protocolos de alongamento e exercícios para ampliar a eficácia dos tratamentos com essa massagem. Tais princípios fundamentais compõem, atualmente, grande parte da arte e ciência da massagem esportiva.

Definição de massagem esportiva

Nos Estados Unidos, muitos Estados exigem licenciamento para a prática da massagem, porém, os regulamentos estaduais variam. Alguns locais determinam 1.000 horas de educação, outros 500 horas. No entanto, em todos aqueles que exigem licenciamento, os estudantes da prática devem realizar um exame escrito para obter sua licença. A massagem esportiva em si não é uma especialidade licenciada em nenhum Estado; contudo, um massagista terapêutico que pretende se especializar nessa área deve procurar adquirir uma educação continuada, com o objetivo de obter uma certificação nessa especialidade. É nos programas de educação continuada que futuros profissionais aprendem o propósito da prática da massagem esportiva.

As definições de massagem esportiva variam, mas a minha consiste em aplicação específica de técnicas de massagem, protocolos de hidroterapia, amplitude de movimentos, procedimentos de flexibilidade e princípios de treinamento de força em atletas com o intuito de atingir uma meta específica. A aplicação da massagem esportiva requer conhecimento de princípios básicos: somente compreendendo tais princípios o profissional pode determinar o objetivo da massagem e, então, aplicar as técnicas apropriadas para alcançá-lo.

O processo da massagem esportiva

Desde o processo de avaliação, passando pela massagem até a conclusão do tratamento, o profissional é responsável pela segurança, pelo conforto e pela privacidade do atleta, assim como pela eficácia do procedimento. A maioria dos tratamentos de massagem esportiva inicia com o preenchimento, pelo atleta, de certas informações de avaliação para massagem (ver Fig. 1.1, nas p. 18 e 19), como os esportes que pratica, as partes do corpo que devem ser tratadas e o nível de dor que está sentindo. O consentimento informado é invariavelmente requerido, de modo que o profissional deve explicar qual área do corpo será tratada, qual o objetivo do tratamento e o que o atleta deve esperar sentir durante o procedimento.

A maior parte dos formulários incluem uma figura do corpo humano com as partes direita, esquerda, anterior e posterior para serem marcadas. Se áreas inteiras do corpo estão doloridas, são feitos traços largos com lápis ou caneta para cobrir essas regiões na figura. Já se as partes doloridas são menores e localizadas, são feitos pequenos pontos ou X para identificá-las.

Antes de qualquer massagem esportiva ser administrada, o profissional deve realizar uma breve entrevista com o atleta. Uma das principais motivações para isso é estabelecer o objetivo da massagem. Com frequência, este é determinado pelo momento da massagem: é pré-evento, intercompetição, pós-evento, de recuperação ou de manutenção? O profissional também deve observar o formulário de avaliação preenchido pelo atleta para determinar mais especificamente o objetivo do tratamento. Após a meta ter sido estabelecida, o profissional deve aplicar todas as suas habilidades técnicas para atingi-la.

Nome do cliente: _____

Data de nascimento: _____/_____/_____ Sexo: masculino_____ feminino_____

Endereço:_____

Cidade:_____ Estado: _____ CEP:_____

Telefones: Residencial _____Comercial_____ Celular _____

Contato de emergência: _____ Telefone:_____

Você já recebeu um tratamento de massagem terapêutica anteriormente? ❏ Sim   ❏ Não

Lista dos esportes que você pratica: _____

Informações médicas

Marque "sim" para todas as condições que se aplicam a você atualmente. Marque "não" para as demais.

❏ Sim   ❏ Não   Gravidez
❏ Sim   ❏ Não   Diabetes: Tipo _____
❏ Sim   ❏ Não   Acidente vascular cerebral
❏ Sim   ❏ Não   Problemas de disco ou coluna vertebral
❏ Sim   ❏ Não   Contunde-se facilmente
❏ Sim   ❏ Não   Doença cardíaca (especifique:_____)
❏ Sim   ❏ Não   Câncer (especifique: _____)
❏ Sim   ❏ Não   Alergias (especifique:_____)
❏ Sim   ❏ Não   Artrite (especifique:_____)
❏ Sim   ❏ Não   Hipertensão
❏ Sim   ❏ Não   Veias varicosas
❏ Sim   ❏ Não   Cefaleia
❏ Sim   ❏ Não   Coágulos sanguíneos
❏ Sim   ❏ Não   Osteoporose

Você está sob cuidados de um médico atualmente? ❏ Sim   ❏ Não

Nome do médico: _____Telefone do médico: _____

Qual é o diagnóstico? _____

Data do diagnóstico: _____

FIGURA 1.1   Modelo de formulário de avaliação para massagem.

Informações do tratamento
Por favor, pinte as áreas de maior desconforto. Use X para indicar regiões de desconforto localizadas.

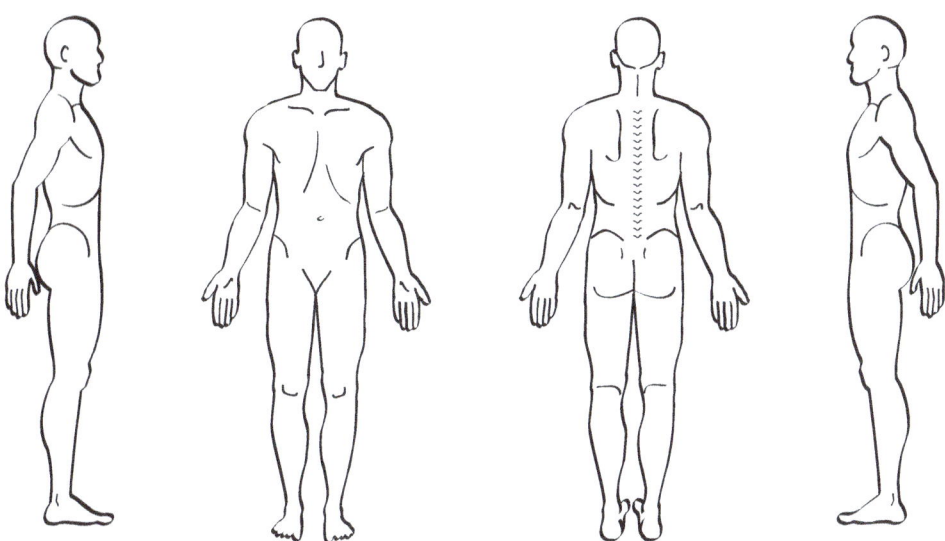

Você está sentindo algum desconforto (dor, entorpecimento, formigamento ou limitação de movimento)? ❏ Sim ❏ Não

Se sim, onde é o desconforto? _____

Quando o desconforto começou? _____

Qual o nível de desconforto que você está sentindo? ❏ Leve ❏ Moderado ❏ Grave

Você sente dor em algum local? ❏ Sim ❏ Não Se sim, onde? _____

Você sente dor ao realizar algum movimento? ❏ Sim ❏ Não Se sim, onde? _____

Você sente dor ao toque? ❏ Sim ❏ Não Se sim, onde? _____

Você sente dor em repouso? ❏ Sim ❏ Não Se sim, onde? _____

Eu, abaixo assinado, tenho conhecimento de que um profissional licenciado ou um estudante supervisionado proporcionará o tratamento de massagem terapêutica que receberei. Isento o profissional e o estudante de toda e qualquer responsabilidade sobre lesões ou outras causas resultantes do procedimento. Concedo permissão expressa para a(s) sessão(ões) de massagem que receberei e tenho conhecimento de que tal serviço não substitui o tratamento médico. Declarei todas as condições médicas de que tenho conhecimento.

Assinatura do atleta:_____ Data: _____

De M. McGillicuddy, 2011, *Massage for Sport Performance* (Champaign, IL: Human Kinetics).

FIGURA 1.1 *Continuação*

Depois da entrevista, o profissional orienta o atleta a deitar-se na mesa na melhor posição para começar o tratamento. O atleta deve ser coberto de maneira apropriada para o seu conforto e privacidade. Durante a massagem, podem ser aplicados testes de força, alongamentos, avaliação ortopédica, hidroterapia e técnicas de massagem. A maioria dos tratamentos necessita que o atleta mova o corpo enquanto a massagem está sendo administrada. Óleos, loções, cremes ou pomadas são frequentemente utilizados durante o procedimento, dependendo do tipo de tratamento que está sendo realizado. Ao final da massagem esportiva, o profissional deve observar se o movimento do atleta ao descer da mesa indica sinais de desconforto. Nessa ocasião, devem ser dadas recomendações para hidroterapia, alongamento, fortalecimento ou qualquer outro tratamento continuado.

O papel do profissional

Os profissionais que oferecem um serviço terapêutico se encontram em uma posição de poder em relação ao seu cliente. A lei os julgará responsáveis por qualquer comportamento não profissional ou antiético. Portanto, devem proporcionar aos clientes apenas os tratamentos de massagem para o qual foram devidamente treinados. Devem também preservar a privacidade e o conforto dos indivíduos durante todo o tempo que administrarem a massagem.

Quando as pessoas ficam estressadas, em geral, duas reações ocorrem automaticamente: elas enrijecem seus corpos e prendem a respiração. Tal condição é com frequência referida como síndrome de luta ou fuga. Se enrijecer o corpo e prender a respiração são reações normais ao estresse, o atleta deve ser estimulado a respirar e a relaxar enquanto recebe a massagem. Quando solicitados a relaxarem em uma mesa de massagem, os atletas costumam afirmar já estarem relaxados; entretanto, quando o profissional pressiona uma área hipersensível, em geral, eles ficam tensos e prendem a respiração. Quando isso acontece durante um tratamento de massagem, o profissional pode sugerir ao atleta que respire fundo e descontraia a área que está sendo tratada.

Algumas vezes o paciente não consegue evitar a tensão devido ao fato de o profissional utilizar uma pressão bastante agressiva em sua técnica. Nesse caso, ele precisa conversar com o atleta sobre a quantidade de pressão que está sendo empregada. Para tanto, uma escala de dor de 1 a 10 é utilizada, possibilitando ao atleta informar a quantidade de pressão aplicada a uma determinada parte do corpo em um momento específico. Ao relatarem uma sensação de 1, os indivíduos informam que não sentem praticamente nada com a técnica de massagem que está sendo aplicada; já ao relatarem uma sensação de 10, indicam que estão em uma situação de dor extrema. Quando enrijecem o corpo e prendem a respiração durante o tratamento, a eficácia deste diminui, e é provável que os pacientes informem um número mais alto na escala de dor. O fato de prenderem a respiração impede a entrada de oxigênio no corpo, e o enrijecimento de uma área restringe a circulação de sangue no local. Nenhuma dessas situações contribui para o alívio da dor ou o restabelecimento corporal.

É preferível que a escala de dor permaneça entre 5 e 8 durante a aplicação de uma massagem; quanto mais alto o nível de desconforto sentido pelos atletas, maior a probabilidade de enrijecerem o corpo e prenderem a respiração. Atletas que recebem massagem esportiva regularmente, em geral, estão em sintonia com seu corpo. Quando aprendem como devem respirar e relaxar as várias partes do corpo, passam a ter um desempenho melhor quando participam de competições esportivas, uma vez que possuem maior controle sobre o próprio corpo.

O papel do atleta

Em muitos esportes, os atletas podem considerar um sinal de fraqueza admitir que sentem alguma dor. No entanto, em uma sala de treinamento, não admitir que algo está doendo é bastante contraprodutivo para a eficácia do tratamento. Por tal razão, é essencial que haja um relacionamento honesto entre o paciente e o profissional. Atletas que não admitem estar machucados ou que não revelam a gravidade da sua lesão são difíceis de serem avaliados e tratados adequadamente. Enquanto o tratamento está sendo administrado, o indivíduo necessita ser franco sobre como está se sentindo. Em geral, o objetivo dos tratamentos de massagem esportiva é reduzir o desconforto corporal do atleta. Para tanto, ele precisa ser sincero a respeito do nível de sua dor ou se ela aumenta ou diminui, de modo que o profissional possa proporcionar o tratamento adequado.

No geral, uma massagem esportiva inicia com o preenchimento, pelo atleta, de um formulário de avaliação, o qual deve ser completado de maneira honesta e precisa para que o profissional possa realizar uma avaliação correta para o tratamento. O profissional precisa saber quais áreas estão lesionadas, quando tornaram-se um problema e qual a intensidade da dor.

Durante o treinamento, a cooperação entre atleta e profissional é essencial para a aplicação eficaz das técnicas de massagem. Frequentemente, o profissional necessitará que o paciente se mova de determinada maneira ou relaxe durante o tratamento. Por exemplo, uma técnica de massagem em particular pode ser melhor aplicada quando o indivíduo está em posição supina; já outra técnica pode requerer que o atleta esteja deitado de lado ou em posição de prono. Ele pode ser instruído a se mover para diferentes posições em momentos distintos. Nos estágios iniciais do estiramento muscular, é identificado o seu local exato e aplicada uma técnica de superfície ampla, como a compressão com a palma da mão. Ao atleta, então, é solicitado que movimente o músculo que está sendo comprimido para trás e para a frente, de modo a auxiliar os estágios iniciais de formação de tecido cicatricial na região. Durante as etapas do tratamento de massagem, o paciente será estimulado a soltar ou relaxar uma área do corpo, para que a sensação provocada pela massagem seja menos invasiva. Em outros momentos, será incentivado a mover o músculo ou a articulação para auxiliar na redução do desconforto produzido pela técnica ou para ajudar a alinhar as fibras musculares.

> ### A massagem como comunicação não verbal
>
> De um aperto de mão a um abraço, as pessoas com frequência comunicam-se de modo não verbal. Alguma vez você já se sentiu desconfortável quando alguém em uma festa ou reunião de negócios tocou em você? A maioria dos indivíduos é sensível ao toque: todos nós temos zonas de conforto e toque particulares. Ao mesmo tempo em que não gostamos quando alguém se aproxima muito ao falar conosco, temos zonas de conforto nas quais nos sentimos bem ao sermos tocados. No entanto, mesmo quando nos sentimos confortáveis ao sermos tocados, podemos nos sentir incomodados pela sensação produzida por esse toque. Assim, os profissionais devem ter consciência do modo como as pessoas interpretam o toque. O que o profissional está pensando – isto é, o seu foco e a sua intenção – pode ampliar ou reduzir a eficácia da massagem. O sentimento e a energia das mãos de quem realiza o tratamento fazem uma enorme diferença para o atleta.

As sugestões de pós-tratamento para um atleta depois de receber a massagem esportiva variam dependendo do propósito do procedimento. Se este for realizado para tratar uma lesão em fase aguda, tratamentos com gelo são frequentemente sugeridos, como mergulhar o tornozelo com entorse na água gelada ou aplicar bolsa de gelo no ombro. Esse tipo de aplicação reduz a resposta inflamatória após a massagem. Se o objetivo da técnica for tratar pontos-gatilho ou áreas hipersensíveis, o alongamento da região tratada deve ser recomendado. Essa prática após o treinamento de pontos-gatilho ou áreas hipersensíveis reeduca os músculos. Depois do tratamento de estiramentos ou entorses, são recomendados exercícios de alongamento, amplitude de movimentos e fortalecimento para a área tratada, uma vez que eles diminuem a formação de aderências e fortalecem o músculo ou a articulação.

Quando os atletas buscam a recuperação, relatam com precisão o que estão sentindo, escutam o profissional e cumprem as recomendações entre os tratamentos, assim eles retornam à ativa mais rapidamente. Os atletas têm a necessidade de um bom resultado ao serem tratados. Em muitos casos, eles precisam de tal condição para melhorar, pois os coloca no domínio da prática do seu esporte. O desejo de melhorar os ajuda a se recuperar muito mais rápido. Quando necessitam da cura, há cooperação durante e depois do tratamento tornando-o mais eficaz.

Princípios fundamentais

Compreender o que está acontecendo no corpo de um atleta antes, durante e depois de um exercício possibilita ao profissional entender por que as técnicas de massagem esportiva são aplicadas de determinada maneira. Antes da atividade, o corpo do atleta costuma estar a uma temperatura normal. Após isso, ele inicia o aquecimento para a prática do esporte, o que eleva a temperatura do seu corpo, aumentando sua frequência respiratória e circulatória, ativando os trajetos neuromusculares e proporcionando entusiasmo. Os atletas praticam seus esportes em diferentes níveis de esforço e, então, entram em um período de desaquecimento, que deve permitir que a temperatura corporal diminua, bem como sua frequência respiratória e circulatória. As técnicas de massagem aplicadas em eventos devem complementar as mudanças que ocorrem no corpo dos atletas.

Algumas vezes, a aplicação da massagem esportiva não está relacionada a eventos, mas sim ao tratamento de lesões. Os indivíduos podem sofrer lesões tanto antes como durante os exercícios. Algumas são agudas, outras se tornam crônicas e há ainda as que requerem cirurgia e, após isso, reabilitação. Em cada uma dessas situações, é necessária uma aplicação diferente da massagem esportiva. De que modo o profissional determina a aplicação mais apropriada de uma massagem esportiva para evento ou para tratamento de lesões?

Os quatro princípios fundamentais da massagem esportiva são momento, propósito, técnica e análise de resultados. O primeiro princípio fundamental que o profissional deve estabelecer é o momento da massagem. Este determina o propósito, que, por sua vez, determina a técnica a ser administrada. Após o término da massagem esportiva, uma análise da sua eficácia estabelece o resultado. Vejamos com mais detalhes cada um desses princípios fundamentais.

Momento e propósito

O primeiro princípio fundamental refere-se ao momento em que a massagem esportiva é administrada. As seis categorias de momento de aplicação de massagem em atletas são pré-evento, intercompetição, pós-evento, massagem de recuperação, massagem de manutenção e manejo de lesão. Na maior parte das aplicações de massagem, o momento não é importante para o resultado; contudo, na massagem esportiva, ele é crucial para a eficácia do tratamento. O profissional deve saber o que o atleta está prestes a fazer, o que está fazendo ou o que foi feito por ele de modo a identificar qual o propósito da massagem esportiva. Ou seja, o propósito é determinado pelo momento.

- **Massagem pré-evento** é a massagem esportiva administrada momentos antes de o atleta iniciar o aquecimento para o exercício ou para a competição. O seu propósito é auxiliar a pessoa no aquecimento, aumentar a circulação nos músculos, preservar a flexibilidade do indivíduo e proporcionar um entusiasmo antes da atividade ou da prova.
- **Massagem intercompetição** é a massagem esportiva realizada entre exercícios ou competições, quando o atleta irá exercitar-se ou competir novamente no mesmo dia. O seu propósito é, essencialmente, o mesmo da desportiva pré-evento; porém, devido ao fato de o atleta já haver se exercitado ou competido uma vez, deve-se considerar dor, fadiga e qualquer lesão que possa ter ocorrido.

- **Massagem pós-evento** é a massagem esportiva administrada momentos depois de o atleta ter terminado o exercício ou a competição, após o período de desaquecimento. O seu propósito é auxiliar o atleta no desaquecimento e na recuperação imediata de uma atividade ou de uma prova, bem como aliviar qualquer cãibra, reduzir a dor, aumentar o retorno venoso e promover a drenagem linfática.
- **Massagem de recuperação** é a massagem esportiva administrada pelo menos um dia após o atleta ter realizado o exercício ou a competição. O seu propósito é reduzir a dor, restabelecer o fluxo sanguíneo, aumentar a amplitude de movimentos, promover a drenagem linfática e restabelecer o equilíbrio e a sensação de bem-estar.
- **Massagem de manutenção** é a massagem esportiva administrada fora da temporada ou quando o atleta não está treinando intensamente. Ela pode ser profunda e agressiva, se necessário. O seu propósito é habilitar qualquer lesão crônica, aliviar padrões de estresse comuns, aumentar a flexibilidade e a força, assim como fortalecer os trajetos neurológicos apropriados.
- **Manejo de lesão** é a massagem esportiva administrada quando o atleta sofreu uma lesão. Esse tipo de massagem inclui o tratamento de estágios agudos e crônicos de lesões, bem como de condições pré e pós-operatórias e de reabilitação. O seu propósito é diminuir a tumefação no tecido, reduzir espasmos musculares, restabelecer os padrões neuromusculares apropriados e a flexibilidade, assim como aumentar a força e a resistência.

Técnicas comuns

Nenhuma técnica de massagem específica poderia sozinha realizar todos os propósitos necessários da massagem esportiva. Grande parte dos massagistas terapêuticos são profissionais altamente qualificados que se especializaram em diversas modalidades. Esta seção fornece um panorama de muitas das técnicas de massagem comumente utilizadas nessa área, detalhando as manobras e os seus efeitos. As técnicas mais comuns na massagem esportiva são tapotagem, deslizamento compressivo, amassamento, fricção, pressão direta, compressão, manobras de alargamento, fricção cruzada das fibras, fricção circular, apertar e sacudir, manobras deslizantes, amplitude de movimentos e alongamento.

- **Fricção circular** é aplicada com o polegar, com os dedos ou com as mãos, utilizando-se pressão suficiente para movimentar o tecido-alvo de maneira circular. O objetivo dessa fricção é aquecer uma área do corpo, romper aderências que possam ter se formado entre a pele e o músculo, reduzir a sensibilidade do tecido superficial, aumentar o fluxo sanguíneo no local, bem como ampliar a facilidade de movimentação antes de uma atividade ou massagem mais profunda.

- **Manobras de fricção** são aplicadas, no geral, comprimindo-se os tecidos de modo que uma camada deslize sobre a outra. Podem ser aplicadas rapidamente, para estimular o tecido, ou devagar, para inibi-lo. Esse tipo de fricção também pode ser aplicado para romper aderências superficiais, assim como para aquecer e estimular a pele.
- **Manobras de apertar e sacudir** são aplicadas agarrando-se o tecido-alvo e, então, balançando-o e sacudindo-o em diferentes velocidades. O tecido é apertado entre os dedos e, após isso, são aplicados movimentos para sacudi-lo. A técnica de apertar e sacudir é utilizada no final da massagem, para estimular o sistema nervoso e aliviar a tensão.
- **Manobras de compressão** são aplicadas por meio de movimentos rítmicos de bombeamento com as mãos ou com os pés. O tecido-alvo é o ventre dos músculos. A compressão é alcançada prendendo-o entre a mão ou o pé e uma superfície dura do corpo, como um osso. O bombeamento rítmico conduz sangue ao músculo e expande as fibras musculares. Na maioria das vezes essas manobras são realizadas com a palma da mão, mas também podem ser feitas com o dorso; neste caso, são aplicadas fechando-se o punho e utilizando o dorso dos dedos para realizar o contato.
- **Técnicas de amplitude de movimentos** são realizadas movimentando-se ativa ou passivamente uma articulação. Atletas lesionados com frequência estão impossibilitados de mover a parte do corpo em questão. Com o objetivo de reintroduzir o movimento na parte do corpo lesionada, o profissional aplica movimentos suaves ao corpo do atleta, sem que este acione os músculos. Movimento passivo significa que o indivíduo não está ajudando a exercê-lo. É muito utilizado para alongar e proporcionar a percepção de uma articulação. Por sua vez, a técnica de amplitude de movimentos ativa pode ser aplicada enquanto outras estão sendo realizadas, para intensificar seus efeitos ou proporcionar um alongamento mais intensivo. Na amplitude de movimentos ativa, o atleta auxilia na execução do movimento.
- **Alongamento terapêutico** é aplicado ao corpo por meio da movimentação das articulações ao longo de uma série de movimentos. As técnicas de alongamento podem ser realizadas com movimentos passivos ou ativos. A diferença entre amplitude de movimentos e alongamento é a força adicional aplicada no final dos diversos movimentos. Muitas vezes, a amplitude total de movimentos possível em uma articulação excede bastante a que o atleta consegue realizar em tal articulação. O alongamento é aplicado para maximizar a quantidade total de amplitude de movimentos disponível na articulação, tendo como objetivos o aquecimento dos músculos, a diminuição da rigidez, o aumento da amplitude de movimentos e a reabilitação de lesões.
- **Manobras de deslizamento compressivo** são manobras deslizantes de pressão moderada ao longo de uma parte estendida do corpo. Tais manobras podem ser aplicadas rapidamente, para estimular, ou lentamente, para

acalmar as terminações nervosas. Essa técnica aumenta a circulação local por meio da liberação de histaminas no corpo, as quais provocam a vasodilatação das paredes capilares, aumentando o fluxo sanguíneo na área. O deslizamento compressivo aumenta o retorno venoso e auxilia o movimento linfático, empurrando o sangue por meio da pressão mecânica. As manobras de deslizamento compressivo sempre devem ser aplicadas na direção do coração ou da extremidade distal para a proximal dos músculos.

- **Manobras de amassamento**, ou movimentos de amassamento, constituem uma técnica em que o profissional pega, espreme e pressiona o tecido. A aplicação de *amassamento* aumenta o fluxo sanguíneo, extrai os resíduos metabólicos, rompe aderências – tecido fibroso que se forma entre tecidos ou órgãos dentro do corpo – por meio da separação de camadas de tecido, afeta o tônus (quantidade de tensão) do músculo, reduz a dor muscular e alivia a fadiga geral. A espremedura dos músculos libera histaminas, que aumentam o fluxo sanguíneo na área. Os resíduos metabólicos são um subproduto da contração muscular, e acredita-se que espremer os ventres dos músculos causa a extração de tais resíduos. Quando ocorre a inflamação de tecidos, é provável que se formem aderências. O amassamento ergue e afasta os músculos entre si e previne a aderência ao longo do contato dos músculos com o osso.

- **Manobras de alargamento** são aplicadas ao ventre dos músculos com as mãos unidas no centro deles utilizando-se um movimento para baixo e para fora. O objetivo das manobras de alargamento é diminuir a largura do ventre dos músculos e aumentar seu comprimento. Um músculo com maior largura e comprimento contrai-se de maneira mais eficiente.

- **Manobras deslizantes** são aplicadas com os dedos ou o polegar enquanto se desliza, normalmente, da inserção para a origem. Podem ser realizadas para fortalecer um músculo ou para localizar áreas hipersensíveis ou pontos-gatilho no ventre do músculo.

- **Pressão direta** é aplicada pressionando-se uma área com um dedo, palma, cotovelo ou pé, e mantendo-se a pressão de maneira constante. A pressão direta aumenta a estimulação sensorial no tecido, permitindo que o atleta sinta uma área específica do corpo. Se uma pressão constante e confortável é mantida, o nervo motor responde adaptando-se ao aumento da pressão. Como resultado, quando a pressão direta é removida, o tônus do músculo diminui, aumentando o seu fluxo sanguíneo e a amplitude de movimentos.

- **Fricção cruzada das fibras**, ou fricção transversa profunda, é aplicada com os dedos em um músculo, tendão ou ligamento, em uma área exata, com pressão firme e consistente e movimentos para trás e para frente. Essa técnica é realizada com pressão suficiente para segurar a pele contra o músculo embaixo da aplicação. A pele e o músculo são acionados no mesmo movimento. O objetivo da fricção cruzada das fibras é movimentar o tecido levemente, o que pode trazer sangue para a área, acabar com espasmos musculares, bem

como afrouxar a matriz do tecido cicatricial em formação, de modo que a cicatriz fique mais flexível.
- **Tapotagem** (também conhecida como percussão) é a aplicação de manobras ágeis e alternadas, as quais podem ser leves baques ou palmadas. Na massagem esportiva, a tapotagem é frequentemente utilizada no período pré-evento, para estimular e trazer sangue para a área que está sendo tratada.

Análise de resultados

Quando a massagem esportiva é finalizada, o último passo é a avaliação da eficácia do tratamento. Muitos resultados podem ter sido planejados desde o início de sua aplicação. O propósito da massagem pré-evento é estimular o aquecimento do tecido corporal do atleta (ver os Caps. 4 e 7 para mais informações sobre o assunto). Já o propósito da massagem esportiva pós-evento é auxiliar no alívio da dor pós exercício e prevenir que o corpo do atleta se tensione durante o desaquecimento (ver os Caps. 5 e 7 para mais informações a respeito do assunto). Diversos métodos podem ser utilizados para medir a eficácia do tratamento. O primeiro consiste em simplesmente perguntar ao atleta como se sente ou solicitar que ele faça uma série de movimentos que eram difíceis de serem realizados antes do tratamento. O segundo método é observar os movimentos do atleta: ele parece estimulado e pronto para atuar após a massagem pré-evento? Ele está apto a levantar-se da mesa de massagem sem movimentos rígidos ou dolorosos depois da sessão pós-evento? Receber um retorno positivo é essencial para determinar se a massagem esportiva foi eficaz tanto na perspectiva do atleta como na do profissional.

Aplicando os princípios

As seguintes situações fornecem aplicações hipotéticas dos quatro princípios fundamentais da massagem. Um profissional está realizando uma massagem esportiva pré-evento em um jogador de basquete, sendo ela realizada na arena, antes do aquecimento do atleta para o jogo. O propósito dessa massagem é auxiliar no aquecimento do jogador, aumentar a circulação nos músculos, sustentar a flexibilidade do atleta e proporcionar-lhe entusiasmo. A ordem das técnicas para a massagem esportiva pré-evento é fricção rápida, compressão, tapotagem, amplitude de movimentos e alongamento. O profissional certifica-se de que atendeu às principais necessidades do atleta. Enquanto este está saindo da mesa de massagem, o profissional encerra a sessão com uma mensagem de incentivo: "Você está ótimo, e eu sei que vai se sair muito bem hoje". Ao deixar o local onde foi realizada a sessão, o atleta aparenta estar animado e inspirado. O entusiasmo é tão importante como as técnicas utilizadas na massagem.

Considere, agora, o seguinte exemplo: na Maratona de Boston, uma corredora acaba de alcançar seu melhor tempo. Ela concluiu a prova, completou seu período de desaquecimento e dirigiu-se à central de atendimento para receber uma massagem pós-evento. O propósito dela é ajudar na recuperação após a competição, aliviar as cãibras, reduzir a dor e a fadiga, aumentar o retorno venoso e promover a drenagem linfática. A ordem das técnicas para esse procedimento é deslizamento, amassamento, compressão, manobras de alargamento, amplitude de movimentos e alongamento suave. O profissional certifica-se de que atendeu aos problemas primários da atleta – cãibras, espasmos musculares e dor. Enquanto auxilia a maratonista a sair da mesa, pergunta como ela está se sentindo. Em seguida, o profissional observa como a atleta está se movimentando, pois ela pode sentir cãibras ou apresentar dificuldades para dar os primeiros passos. Ele recomenda que ela beba bastante líquido e que não fique muito aquecida ou com muito frio no período pós-massagem.

Como podemos notar, o momento determina o propósito, o qual, então, determina a técnica. A aplicação adequada garante um resultado bem-sucedido. A partir de agora, o livro explica como aplicar os quatro princípios fundamentais. Aplicações de alongamento terapêutico da cabeça aos pés serão descritas e demonstradas no Capítulo 6; rotinas para massagem pré-evento, pós-evento e de recuperação, nos Capítulos 7 e 8; para finalizar, no Capítulo 9 serão descritas algumas aplicações da massagem esportiva para condições comuns encontradas em esportes específicos, as quais aumentarão a habilidade do profissional para fornecer o tratamento adequado para determinadas áreas do corpo do atleta.

CAPÍTULO 2

Equipamentos para a massagem esportiva

Devido ao fato de a massagem esportiva ser administrada em diversos ambientes, o equipamento pode variar. Algumas vezes, a técnica é realizada em uma sala de treinamento atlético ou de tratamento privada em uma clínica ou estabelecimento médico; no entanto, com frequência, trabalha-se no local do evento, em um vestiário, ou até mesmo em um quarto de hotel, quando se está viajando. Este capítulo examina equipamentos e suprimentos necessários em ambas as situações, além de fornecer uma lista de sugestões para cada uma delas. As descrições de equipamentos e suprimentos especificam quais são essenciais em cada caso, bem como mostram como os requerimentos podem variar de acordo com a ocasião.

Sala de tratamento de massagem

É comum afirmar que as primeiras impressões são importantes. Quando um atleta entra em uma sala de massagem terapêutica, esta deve parecer limpa, segura, organizada e profissional. Tudo é importante, desde o tamanho e a cor do ambiente até a aparência da mesa de massagem e a disposição dos equipamentos. Há diversos tipos de salas: o equipamento requerido e a decoração do local variam de acordo com o número de profissionais que a utilizam e com os tipos de massagem administradas.

Perfil da sala de tratamento

As salas de tratamento projetadas para a massagem devem acomodar a mesa de massagem e ter espaço suficiente ao redor dela para permitir que o profissional mantenha uma mecânica corporal adequada. A maior parte das mesas de massagem tem um comprimento de aproximadamente 1,80 m e um apoio para a cabeça de 30 cm, projetado para ser inserido na extremidade da mesa. Enquanto realiza a técnica, o profissional deve ter espaço para se movimentar ao redor da mesa – com ela posicionada no centro da sala, é necessário um espaço adicional de cerca de 1,20 m ao seu redor. Tal espaço permite ao massagista posicionar-se distante o suficiente da mesa para que possa inclinar-se ao realizar os movimentos da massagem, utilizando a melhor mecânica corporal possível. Como resultado, o tamanho mínimo desse tipo de ambiente deve ser de 3 m x 3 m. Se as técnicas forem administradas em uma sala de tratamento grande, com várias mesas, cada uma delas necessitará, em média, de um espaço de 3 m. Como medida de privacidade para os atletas, são utilizadas cortinas ou divisórias para formar áreas individuais.

Outra consideração diz respeito à localização da sala de massagem. Uma quantidade excessiva de barulho fora desse local pode ser desconcertante tanto para o profissional como para o atleta, já que o profissional precisará se concentrar e se comunicar com o atleta. Por sua vez, quem está recebendo o tratamento, precisa relaxar e se concentrar na sensação advinda da massagem, bem como se comunicar com o seu massagista. O barulho exterior excessivo impede a concentração e a comunicação. Desse modo, a localização da sala deve estar fora do fluxo pesado de pedestres. A colocação de placas no lado de fora do ambiente enquanto a massagem está sendo realizada pode chamar a atenção das pessoas para que sejam mais atenciosas.

A claridade das lâmpadas também influencia na eficácia da massagem. Salas para massagem devem ter um sistema de iluminação ajustável. Enquanto realiza o procedimento, o profissional precisa ver claramente as áreas que está trabalhando. Tratamentos para estiramentos e entorses requerem testes de músculos ou articulações, o que é difícil de ser feito com pouca iluminação. No entanto, quando o profissional está aplicando tratamentos de massagem não específicos, como pós-evento e de recuperação, o atleta necessita estar calmo e relaxado, sendo recomendada uma iluminação fraca em tais situações.

O piso de uma sala de tratamento de massagem deve ser acolchoado, especialmente ao redor da mesa. Os profissionais podem ficar em pé o dia todo; portanto, devem utilizar calçados com boa sustentação de arco, uma vez que a massagem pode ser cansativa para seus pés, suas pernas e costas. Pisos duros como cerâmica ou madeira oferecem a vantagem de serem fáceis de limpar e higienizar; contudo, são prejudiciais às pernas do profissional. A utilização de colchonetes ao redor da mesa de massagem ajuda a diminuir o impacto nos membros inferiores.

A temperatura do ambiente de massagem é importante tanto para o profissional como para o atleta. Administrar massagens em atletas é um trabalho fisicamente intenso; a temperatura do corpo do profissional quase sempre aumenta de modo considerável durante a aplicação da técnica. Uma sala de tratamento com temperaturas extremas restringirá a habilidade do profissional de atuar adequadamente e será desconfortável para o atleta. Em geral, a temperatura deve ser ajustada tendo em vista o conforto do paciente, uma vez que este estará mais vulnerável a ela. Caso não haja como controlá-la, outros métodos podem ser utilizados. Por exemplo, se o ambiente estiver muito frio, uma toalha de banho ou um cobertor poderão ser usados por cima do lençol. Aquecedores também podem ser colocados no local de tratamento. Já se a sala estiver muito quente, ventiladores poderão ser utilizados para a circulação de ar. No caso de utilização de aquecedores ou ventiladores, estes devem operar em silêncio e não devem estar direcionados para o atleta; assim como as aberturas não devem lançar ar quente ou frio diretamente nas pessoas dentro da sala.

O modo como a sala de massagem é decorada pode proporcionar uma atmosfera de profissionalismo. Figuras com a anatomia dos músculos, dos ossos e do sistema nervoso são frequentemente colocadas nas paredes, bem como tabelas com os pontos-gatilho e de reflexologia. Em um ambiente esportivo, fotos de atletas amadores e profissionais em competições causam um efeito positivo.

Uma última consideração em relação ao conforto é a presença de banheiros nas instalações próximas. Os atletas devem utilizar o banheiro antes do início do tratamento, apesar de que, algumas vezes, a massagem pode ser interrompida para tal finalidade.

Equipamentos e suprimentos

Para fornecer a melhor massagem possível, um profissional necessita de equipamentos específicos. A sala de massagem deve ser limpa e organizada de maneira que ele tenha tudo o que precisa prontamente ao seu dispor. Um local bem equipado propicia confiança em relação à técnica que está sendo realizada, tanto ao profissional como ao atleta. O profissional necessitará de equipamentos, descritos a seguir, para realizar massagens em uma sala de tratamento. A lista presente na Figura 2.1 (p. 30) proporciona uma referência rápida para a certificação de que o ambiente está equipado apropriadamente.

Mesa de massagem

O primeiro equipamento escolhido para uma sala de massagem terapêutica é a mesa. As fixas são bastante utilizadas e são muito mais pesadas do que as portáteis. Entretanto, conseguem suportar um peso corporal maior e podem vir com contornos na parte superior, o que permite ao profissional alcançar com mais facilidade o corpo do atleta durante a massagem. Em geral, as mesas fixas são bem projetadas e duráveis, sendo que algumas possuem até mesmo gavetas para armazenamento.

Muitas vezes, mais de um profissional realiza massagem em uma mesma sala, o que torna apropriado uma mesa com ajuste elétrico. As ajustáveis frequentemente possuem um pedal de acionamento que permite ao profissional movê-la para cima ou para baixo enquanto o atleta se encontra sobre ela. A altura da mesa é importante para que o profissional possa manter a mecânica corporal adequada, bem como para

❑ Mesa de massagem
❑ Apoio de cabeça ajustável
❑ Banco com rodinhas
❑ Cobertores, lençóis, toalhas, travesseiros, almofadas e cobertas para o apoio de cabeça
❑ Óleos, loções, cremes e pomadas
❑ Biofreeze* ou outros analgésicos tópicos
❑ Formulários médicos e de tratamento
❑ Almofadas e travesseiros
❑ Lençóis e toalhas
❑ Sistema de som e música
❑ *Hydrocollator* e bolsas de água quente
❑ *Freezer* e bolsas de água fria
❑ Pesos, cordas, elásticos de resistência e bolas para exercícios
❑ Armário para armazenamento
❑ Cesta
❑ Desinfetantes e sanitizadores
❑ Toalhas de papel
❑ Lenços
❑ Cesto de lixo
❑ Aquecedor (se preciso)
❑ Ventiladores (se preciso)

De M. McGillicuddy, 2011, *Massage for Sport Performance* (Champaign, IL: Human Kinetics).

FIGURA 2.1 Lista para a sala de tratamento de massagem.

assegurar conforto ao atleta. Uma vez que os profissionais possuem diferentes estaturas, eles podem ajustar a altura da mesa de acordo com as suas necessidades. O modelo elétrico também é útil porque os atletas, igualmente, possuem estaturas e pesos distintos. O profissional pode precisar baixar a mesa para trabalhar a parte superior do corpo de um atleta alto e, então, levantar a mesa para trabalhar as pernas. Algumas mesas elétricas dobram-se ou movem-se no centro para acomodar o atleta enquanto está deitado de lado ou em outras posições.

Mesas fixas quase sempre requerem um apoio de cabeça ajustável. O apoio-padrão desliza até o final da mesa e vem em diferentes formas e tamanhos, com variados tipos de estofamento para o conforto do atleta. Alguns possuem prendedores,

---

*N. do RT.: Biofreeze®: existem similares no Brasil.

enquanto outros têm botões de pressão. A maior parte deles apresenta dois tipos de ajuste: um para acomodar a inclinação da cabeça para a massagem do pescoço; e outro para ajustar o apoio em relação ao comprimento do pescoço.

As garantias dos fabricantes variam. Alguns as fornecem por tempo indeterminado para a estrutura da mesa e de 2 a 3 anos para a espuma e a cobertura. Eu recomendo as mesas de massagem da Oakworks, uma vez que esta empresa testa esses produtos em relação à segurança e está nesse mercado há muitos anos.

Banco com rodinhas

O próximo equipamento útil em uma sala de massagem é o banco com rodinhas. Ele é frequentemente utilizado durante a administração de massagem na cabeça, no pescoço ou nos pés do atleta. Em tais ocasiões, o profissional pode se sentar na extremidade da mesa enquanto aplica a técnica, em vez de ficar em pé. Praticamente todos os bancos com rodinhas para massagem vêm com ajuste de altura: alguns possuem um anel na sua parte inferior, o qual é puxado para proceder ao ajuste da altura; já outros precisam ser girados para moverem-se para cima ou para baixo.

Almofadas e travesseiros

As almofadas e os travesseiros também são equipamentos importantes em uma sala de massagem. São utilizados para dar suporte ao corpo do atleta, em diferentes posições, enquanto ele recebe a massagem; almofadas simples (de 15 a 20 cm) são colocadas embaixo dos seus joelhos quando em supino, e embaixo dos pés quando em prono. O profissional também pode comprar almofadas de suporte de boa qualidade, as quais colocam o atleta em uma posição confortável e relaxada. Como qualquer produto bem fabricado, essas almofadas costumam ser mais caras.

Materiais para cobertura

A maioria das massagens é administrada com algum tipo de coberta, pois mantém os atletas aquecidos, além de proteger sua privacidade. Nas salas de tratamento, são utilizados lençóis feitos para camas de solteiro. Uma grande parte dos conjuntos de lençóis consiste em um lençol com elástico, um sobrelençol e uma fronha. O primeiro é preso nas extremidades da mesa de massagem, e o segundo é colocado por cima dele. A fronha pode ser usada para cobrir o apoio de cabeça. O atleta se veste com as roupas com que vai receber a massagem e é orientado a se deitar entre o lençol de elástico e o sobrelençol. Algumas vezes, uma toalha ou um cobertor é usado além do sobrelençol para maior aquecimento e conforto. Depois de apoiar o atleta adequadamente, o profissional inicia a massagem. A coberta é levantada apenas nas partes do corpo que estão sendo massageadas. Lençóis podem ser comprados com desconto em lojas de departamento ou fornecedores de equipamentos de massagem por atacado, como a Massage Warehouse.

Pesos, cordas e elásticos de resistência

Pesos, cordas e elásticos de resistência são suprimentos comuns utilizados com a finalidade de aumentar a eficácia de um tratamento de massagem terapêutica, eles podem incorporar movimento, alongamento e fortalecimento antes, durante e depois da técnica. Pesos e elásticos, para exercícios, e cordas, para alongamento, são muito usados nesse tipo de massagem. Durante ou após o tratamento, um atleta pode questionar sobre como alongar ou fortalecer determinada parte do corpo. Tendo disponíveis os equipamentos apropriados, o profissional pode demonstrar técnicas de alongamento e fortalecimento, bem como ajudar o atleta a praticá-las. Esse método aumenta a probabilidade de o atleta seguir as recomendações sugeridas para o período entre os tratamentos.

Equipamentos para terapia com calor e com frio

Aplicações de calor úmido são frequentemente indicadas na massagem para certas condições. Ter um *hydrocollator* na sala de tratamento permite ao profissional providenciar calor úmido. Um *hydrocollator* é um recipiente de metal inoxidável que aquece a água para o armazenamento nas bolsas de água quente; ele possui um termostato ajustável para que a temperatura da água possa ser regulada. As bolsas são retiradas do *hydrocollator*, colocadas em uma cobertura de tecido e aplicadas no atleta, de modo a fornecer calor reconfortante para músculos cansados e doloridos.

Em uma sala de treinamento, com frequência utiliza-se gelo para tratar um conjunto de lesões. Os atletas chegam à sala, vindos de uma competição ou de uma sessão de exercícios, com músculos e articulações doloridos e inflamados. Coloca-se gelo em um saco plástico e, então, encobre-se a área lesionada do corpo do atleta com esse saco. Quando o atleta possui uma lesão aguda (que tenha sido adquirida recentemente), a massagem direta é contraindicada. O tratamento imediato para dores musculares e nas articulações é o RICE,* que quer dizer repouso, gelo, compressão e elevação. Uma sala de tratamento de massagem deve ter gelo, sacos e bolsas de gelo. A aplicação de gelo em bolsas flexíveis no corpo é mais segura do que o gelo propriamente dito, pois estes podem irritar ou queimar a pele por serem guardados no *freezer*. A aplicação segura de uma bolsa de gelo requer sempre a colocação de um tecido entre ela e a pele do atleta.

Óleos, loções, cremes e pomadas

Óleos, loções, cremes e pomadas são lubrificantes-padrão utilizados na sala de tratamento de massagem. Atletas costumam preferir um tipo particular de lubrificante quando estão sendo massageados. A maneira de obter o melhor custo-benefício em relação a lubrificantes para massagem é comprar galões e, então, colocar o líquido em recipientes menores, conforme a necessidade. Todos os produtos devem ser armazenados em um espaço frio e escuro, para impedir que fiquem rançosos – a maioria possui uma validade de cerca de um ano.

---

*N. do R.T.: RICE = *Rest, ice, compress* e *elevation*.

Quando são realizados certos tipos de massagens (miofascial, terapia de pontos-gatilho ou tratamento de tecido cicatricial), pode-se escolher utilizar uma pomada como a Prossage Heat,* que é especificamente projetada para permitir o deslizamento sobre a área que está sendo tratada sem escorregar. A viscosidade desse produto permite ao profissional aplicar pressão no tecido-alvo, o que promove um tratamento mais eficaz. Os seus ingredientes naturais (os quais incluem óleo de semente de açafrão, mentol, lanolina e óleo de lavanda) tornam a massagem confortável para o atleta, propiciando calor e alívio da dor.

Analgésicos tópicos são produtos que podem ser aplicados para o alívio da dor. Podem ser administrados antes, durante ou depois de uma massagem. São preferidos em detrimento de medicamentos de uso oral, pois o risco de efeitos colaterais indesejados é menor – são menos tóxicos para o sistema do atleta. Outra vantagem da aplicação de analgésicos tópicos é que afetam apenas a região do corpo onde estão sendo aplicados. O analgésico tópico preferido entre os profissionais na área da saúde é o Biofreeze.

Sistema de som e música

Tornar o ambiente de massagem o mais relaxante possível aumenta a eficácia do tratamento. Uma forma de realizar isso é colocar uma música de fundo apropriada. Após o atleta ter completado os exercícios, seu corpo precisa relaxar, uma vez que atividades físicas criam um alto grau de estimulação do sistema nervoso; colocar músicas calmas e relaxantes ajuda-o psicologicamente a entrar em uma zona de recuperação terapêutica. Locais para massagem terapêutica devem ter um sistema de som com uma variedade de músicas adequadas à técnica que está sendo administrada. Nem todos os tratamentos são voltados ao relaxamento. As massagens pré-evento, assim como algumas de reabilitação e de recuperação, devem ser estimulantes; situações em que podem ser incorporadas músicas mais alegres e animadas. A música mexe com as emoções, e muitos esportes requerem que o atleta tenha uma boa motivação para atuar em seu melhor desempenho: da mesma forma que uma conversa estimulante no vestiário pode motivá-lo, a massagem pré-evento e a música de fundo tocada durante o procedimento podem ajudar a prepará-lo para a competição.

Estojo de primeiros socorros

Recomenda-se ter um estojo de primeiros socorros disponível em uma sala de tratamento. Frequentemente, atletas chegam para massagem com pequenos cortes, arranhões e contusões; assim, ter bandagem adesiva e toalhas e cremes antibacterianos disponíveis para tais situações é bastante apropriado. A massagem nunca é administrada em cortes e arranhões, então essas áreas precisam ser protegidas. Certifique-se de saber quem contatar no caso de uma emergência médica. Profissionais com treinamento específico para emergências podem estar disponíveis, ou você pode precisar chamar números de emergência.

---

*N. do R.T.: Prossage® Heat é um produto a base de mentol, lanolina, lavanda e semente de açafrão, em forma de creme ou óleo, usado para a massagem. Existem similares no Brasil.

Formulários de avaliação

Todas as salas devem ter formulários de avaliação e tratamento médico. Antes de administrar a técnica, o profissional deve ter um histórico médico do atleta, ter conhecimento das lesões e cirurgias dele, bem como dos medicamentos que está tomando no momento. O atleta deve indicar em um desenho do corpo quais partes devem ser massageadas. Ao observar a indicação do atleta, o profissional obtém mais informações sobre como e onde massagear. Os formulários também permitem que o profissional armazene o histórico de tratamento do atleta. Essas informações são importantes tanto para o treinamento como para a prevenção de lesões. Cópias do histórico médico devem ser mantidas em sigilo em um arquivo seguro.

Suprimentos de limpeza

O equipamento e o espaço utilizado para administrar as massagens devem ser desinfetados diariamente. Antes da realização de uma massagem e após cada tratamento, a mesa e o equipamento utilizados devem ser limpos com desinfetante. A limpeza e a sanitização da sala reduzem o risco de resfriados, gripes e outras infecções serem transmitidas pelo ambiente. Em alguns Estados norte-americanos, esses estabelecimentos são inspecionados com a finalidade de verificar as condições sanitárias. Os produtos de limpeza e sanitização, bem como o armazenamento de peças para lavar, são verificados, e a licença dos estabelecimentos, checada.

Armário para armazenamento e cesta

Manter uma sala de tratamento de massagem limpa e organizada não apenas proporciona uma aparência melhor, mas também ajuda a saber onde tudo se encontra e quando os suprimentos estão acabando. Um armário deve ser utilizado para armazenar toalhas e lençóis limpos, óleos, loções, cremes, material de limpeza, lenços e toalhas de papel. Além disso, pode ser usado para guardar o sistema de som. Um móvel com portas que ocultem os itens armazenados ajuda a manter a organização.

Ter um armário para guardar toalhas e lençóis limpos é importante; porém, ter uma cesta para colocar toalhas e lençóis usados também é essencial. Para fins sanitários, lençóis e toalhas sujos e limpos não devem ser misturados. Algumas clínicas de tratamento de massagem possuem máquinas de lavar e secadoras à disposição; em outros casos, o profissional ensaca as peças para lavar e terceiriza o processo.

Massagem em evento

Proporcionar massagens esportivas em eventos esportivos pode ser desafiador. A locação de cada evento é diferente, e encontrar acomodações adequadas para realizar massagens esportivas pode ser bastante difícil. O local do procedimento precisa ser próximo da competição, o que frequentemente significa trabalhar ao ar livre. Uma vez que as condições meteorológicas podem não ser as ideais, a seleção e a preparação adequada do equipamento são essenciais para proporcionar um tratamento eficaz.

Equipamento e suprimentos

A maior parte dos equipamentos necessários para a massagem em evento é a mesma requerida em uma sala de treinamento, apesar de haver poucas diferenças. A Figura 2.2 fornece uma lista de equipamentos para esse tipo de situação. Quando há necessidade de viajar, todos os equipamentos devem ser portáteis e precisam estar organizados, ser fáceis de montar, além de confiáveis, seguros e confortáveis. O peso dos equipamentos e das caixas onde são armazenados é uma preocupação básica constante.

Mesa de massagem portátil

O equipamento mais importante para um profissional que trabalha em eventos é a mesa de massagem portátil. A segurança é o principal fator ao se escolher esse tipo de mesa. Há mesas de massagem portáteis profissionais de vários tamanhos e formas, sendo que há as especificamente projetadas para o tratamento desportivo. Estas são produzidas considerando-se a sua solidez e devem ser testadas para determinar o peso máximo que podem sustentar. Uma mesa deve ser capaz de suportar cerca de 225 kg ao menos, bem como ser estável o suficiente para não cair devido às pressões exercidas pelo profissional no atleta durante a massagem. Diversas técnicas de massagem esportiva requerem que o profissional posicione-se diretamente sobre o atleta enquanto a administra. Muitas mesas de massagem esportiva são feitas de metal, de modo a suportar a força adicional requerida.

A Oakworks fabrica uma mesa de massagem chamada Wellspring, com estrutura de metal, a qual é ótima para ser utilizada na massagem esportiva. Pesa cerca de 13 kg, o que a torna leve o bastante para viagem. O peso e o tamanho da mesa são importantes quando viaja-se, já que as companhias aéreas cobram taxas extras por bagagens pesadas ou incomuns. A largura dessa mesa é de 74 cm, o que acomoda a maioria dos atletas, e ela foi testada para sustentar aproximadamente 250 kg. Esse móvel pode ser adquirido em um pacote que inclui apoio de cabeça, almofada e maleta para transporte.

Quando as mesas de massagem são postas ao ar livre, suas pernas estão suscetíveis a afundar no chão enquanto a técnica é administrada. Alguns fabricantes produzem pés arredondados de plástico que podem ser instalados nos pés das mesas para impedi-las de afundar. Outro item útil é uma maleta para guardar a mesa de massagem. Geralmente, as mesas portáteis dobram ao meio para o armazenamento ou transporte, e ao serem guardadas em maletas são protegidas de arranhões ou outros danos que podem ocorrer durante o transporte. A maior parte das maletas possui compartimentos laterais para armazenar almofadas e outros suprimentos e vem com uma alça de ombro para carregá-las.

- ❑ Mesa de massagem, apoio de cabeça e bolsa para transporte
- ❑ Protetores para os pés da mesa
- ❑ Maleta de viagem para acondicionamento da mesa
- ❑ Coberturas de proteção para a mesa e outros equipamentos
- ❑ Almofadas (opcional)
- ❑ Tenda
- ❑ Mesa e cadeiras de recepção
- ❑ Fita de barreira (se necessário)
- ❑ Placas
- ❑ Formulários de avaliação, folha de registro, canetas e prancheta
- ❑ Etiquetas com nome
- ❑ Óleos, loções, cremes, pomadas e analgésicos tópicos em recipientes sólidos e à prova de vazamento
- ❑ Estojo de primeiros socorros
- ❑ *Freezer*
- ❑ Bolsinhas e sacos para aplicação de gelo
- ❑ Cobertores, lençóis e toalhas para limpar e cobrir os atletas
- ❑ Toalhas de banho e de rosto
- ❑ Toalhas de papel
- ❑ Sacos de lixo
- ❑ Desinfetante para as mãos
- ❑ Desinfetante para limpar a mesa
- ❑ Sistema de som portátil
- ❑ Água para beber e lanches nutritivos
- ❑ Roupas próprias para frio ou calor
- ❑ Protetor solar e repelente de insetos

De M. McGillicuddy, 2011, Massage for Sport Performance (Champaign, IL: Human Kinetics).

FIGURA 2.2 Lista para massagem em evento.

Coberturas de proteção

Devem ser utilizados lençóis, cobertores e toalhas para proteger a mesa de massagem, almofadas e outros equipamentos quando são aplicadas massagens em eventos. Em competições de triatlo, muitos atletas têm seus números de corrida e grupos de idade escritos com marcadores permanentes nas pernas. Se a mesa não estiver coberta com plástico, a sua superfície pode ser manchada.

Tenda

Para eventos ao ar livre, uma tenda é essencial, tanto em temperaturas quentes como em frias, para manter os atletas confortáveis durante as massagens pré e pós-evento. As tendas precisam ser fabricadas com uma lona resistente e à prova de água, pois protegem os atletas e profissionais da exposição à luz direta do sol, ao vento e à chuva. Se a temperatura durante o evento for muito fria, há necessidade de abas para as laterais da tenda. O número de profissionais que precisam trabalhar no local durante um evento determina o tamanho. Poucos podem trabalhar em uma tenda de 3,70 m x 3,70 m – em eventos maiores, ela pode ter um comprimento de aproximadamente 60 m.

Materiais da área de avaliação

Em um evento, o profissional pode precisar montar uma área de avaliação fora do local de massagem para administrar o fluxo de entrada dos atletas e guiá-los no processo avaliativo. Os materiais necessários para isso incluem uma mesa e várias cadeiras. No geral, são colocadas cadeiras em um lado da mesa, para os atletas sentarem-se enquanto preenchem o formulário de avaliação, e uma cadeira do outro lado da mesa, para a pessoa designada para avaliá-los. Em alguns casos, uma fita de barreira de plástico é usada para marcar o perímetro da área de tratamento, impedindo que as pessoas entrem nela. Placas podem ser colocadas para direcionar os esportistas para a área de massagem.

Outros materiais essenciais para esta área são formulários de avaliação e pranchetas, com canetas presas a elas. Tais materiais são imprescindíveis, pois o espaço pode ser bastante limitado. Os atletas devem poder completar os documentos necessários sem demora e de maneira eficiente, para que o processo de massagem prossiga normalmente. Etiquetas com nome podem ser úteis para identificar o profissional e suas credenciais.

Recipientes sólidos

Quando a massagem está sendo realizada em eventos, a escolha de óleos, loções, cremes, pomadas e recipientes para seu armazenamento é extremamente importante. O tipo de massagem administrada determinará quais lubrificantes são mais eficazes; portanto, é necessário ter uma grande variedade disponível. Todos os itens devem ser guardados em um recipiente sólido, que seja difícil de esmagar e que não vaze: se ele quebrar, o conteúdo poderá vazar e danificar outros equipamentos.

Suprimentos de primeiros socorros

Assim como em uma sala de treinamento, um estojo de primeiros socorros é essencial em um evento. Os atletas frequentemente chegam à área de massagem com pequenos cortes, arranhões e bolhas. Esse estojo deve ter os suprimentos necessários para limpar os machucados. Bandagens adesivas de vários tamanhos são bastante úteis; no entanto, não se deve esperar que tais profissionais forneçam atendimento médico para casos mais graves do que pequenas lesões. Eles devem consultar a organização do evento para informar-se de quais serviços de emergência e pessoal qualificado estão disponíveis e onde estão localizados, de forma que possam encaminhar os esportistas lesionados para os locais adequados.

Se um atleta sofreu alguma pequena lesão muscular ou problema nas articulações, o profissional precisa aplicar RICE durante o tratamento de massagem. Em competições, gelo e bolsas devem estar disponíveis, e os profissionais de massagem precisam saber a localização do refrigerador e das bolsas de gelo. Quase sempre o diretor do evento ou a equipe médica providenciam um *freezer* com gelo. O profissional deve checar esses detalhes dias antes, para que saiba quais equipamentos levar.

Suprimentos de limpeza

A área de massagem em um evento deve ser mantida limpa e sanitizada; o profissional pode utilizar toalhas de papel, desinfetante para a mesa e as mãos e sacos para descartar o lixo. A mesa deve ser limpa antes de cada massagem. As toalhas desinfetantes para limpar as mesas entre os tratamentos são fáceis de usar e pouco dispendiosas. O profissional deve limpar suas mãos antes de tocar cada atleta. Algumas vezes, os atletas chegam ao local da massagem suados e sujos da competição, sendo aconselhável ter toalhas para limpá-los antes do seu início. O profissional nunca deve usar a mesma toalha em mais de um indivíduo. Bactérias e vírus podem espalhar-se de uma pessoa para outra se a área onde as massagens estão sendo aplicadas não for mantida limpa e sanitizada. As toalhas devem ser utilizadas para cobrir os atletas, bem como para limpar a mesa e as mãos do profissional entre as massagens.

Suprimentos pessoais

Quando um profissional está trabalhando em um evento que dura o dia todo ou vários dias, encontrar tempo para descansar e recuperar as energias pode ser desafiador. Administrar massagens é uma atividade física que requer muita energia. Seu corpo aquece e perde água, o que pode levar à desidratação. Além disso, conforme se aplica a massagem, o nível de glicose no sangue diminui. Dessa forma, o profissional deve carregar uma bolsa esportiva ou mochila com água e lanches nutritivos, como frutas e barras de cereais. Entre os tratamentos, deve beber água e ingerir pequenas porções de comida para se manter hidratado e com energia para trabalhar. Caso contrário, pode ficar desidratado, o que leva à fadiga e ao desconforto. O profissional também pode considerar levar roupas adicionais para que possa se ajustar a mudanças na temperatura. Protetor solar e repelente de insetos também são recomendados para eventos ao ar livre.

Planejamento e organização da massagem em eventos

Ao realizar o planejamento para um evento, cada profissional deve saber quem está encarregado de organizar a massagem e qual sistema será utilizado para a sua administração. Conhecer o sistema permite que todos trabalhem como equipe. Em algumas competições, os atletas preenchem formulários de avaliação e são acompanhados até a mesa do profissional; já em outras, caminham diretamente. Se um sistema ordenado não é comunicado, atletas e profissionais podem ficar confusos e descontentes. A direção do sistema pode variar de evento para evento. Os profissionais podem trabalhar diretamente para uma equipe, para um contratante privado ou para o diretor do evento. Todos os profissionais devem ter uma clara noção do que é esperado e concordar com os termos antes de realizarem qualquer massagem.

Quando se chega ao local do evento, o primeiro passo é organizar a área de tratamento. Se o profissional precisa fornecer abrigo, a prioridade é montar a tenda. Após isso, o próximo passo é estabelecer o local da mesa de recepção e das cadeiras. Folhas de registro, formulários de avaliação, pranchetas e canetas devem estar disponíveis. Se necessário, a área deve ser isolada com fita de barreira.

Concluída a organização da área de tratamento, o passo seguinte é a instalação da mesa de massagem. Almofadas devem ser colocadas sobre as mesas. Alguns profissionais optam por não utilizar almofadas em eventos, pois elas precisam ser limpas após cada massagem; já as usadas para suporte do corpo podem ser úteis, pois ajudam a prevenir cãibras, especialmente na massagem pós-evento. Em seguida, o sistema de som deve ser posicionado de maneira que a música possa ser ouvida, mas que as caixas não fiquem orientadas diretamente para as mesas. No geral, músicas animadas são tocadas em eventos esportivos. A música traz entusiasmo ao evento, mantém os atletas em um bom estado emocional e ajuda os profissionais a manter sua energia e motivação durante a massagem.

Após todo o equipamento de massagem ter sido organizado, uma breve reunião com os profissionais de massagem pode ser bastante útil. Todos devem ser informados sobre como o evento será organizado. O profissional precisa saber as respostas para as seguintes questões:

- Onde os atletas serão avaliados e entrarão na tenda?
- Qual formulário de avaliação será utilizado?
- Quem acompanhará os atletas até a mesa de massagem?
- Como avisará a mesa de recepção que está pronto para a próxima sessão?
- Como avisará às pessoas da mesa de recepção que precisa de um intervalo?
- Como deve lidar com qualquer emergência médica que possa ocorrer?

CAPÍTULO 3

Conhecendo os músculos

Um excelente profissional deve ter muita energia, ótimas habilidades palpatórias e vasto conhecimento da anatomia do corpo humano. Quando um atleta solicita uma massagem, seja ela de recuperação para o corpo inteiro ou para uma lesão específica, o profissional precisa saber qual tecido objetivar. As técnicas de massagem devem ser direcionadas à pele, ao músculo, ao tendão, ao ligamento ou à articulação? Neste capítulo, analisaremos as diversas estruturas das articulações e o que elas fazem. Além disso, investigaremos os músculos para ver como funcionam e o que pode causar os problemas musculares nos atletas.

Terminologia anatômica

A utilização apropriada das posições anatômicas e da terminologia direcional permite ao profissional discutir precisamente posições ou locais do corpo com atletas e outros profissionais médicos. A terminologia também permite registrar as informações de forma precisa. A Tabela 3.1 fornece a posição anatômica da qual os profissionais devem ter conhecimento e a terminologia direcional faz referência aos três planos anatômicos do corpo. A Figura 3.1 mostra os planos mediano, coronal e transverso.

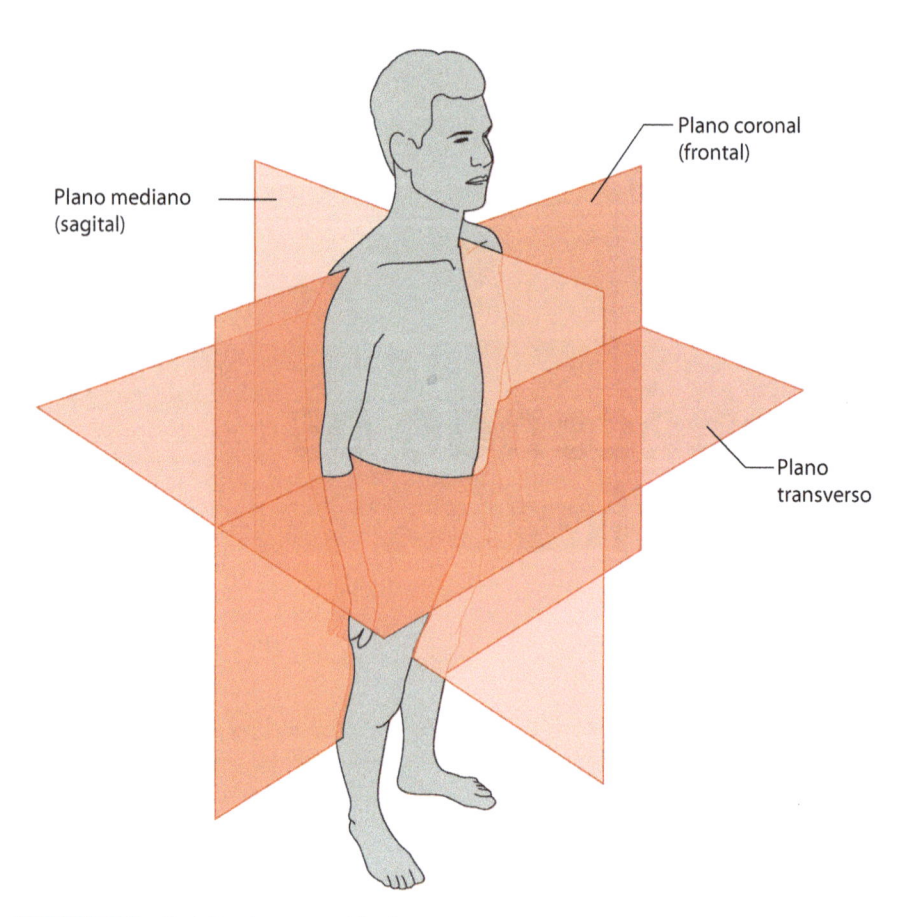

FIGURA 3.1 Os três planos anatômicos.

TABELA 3.1 Posição anatômica e terminologia direcional

Termo	Definição
Terminologia de posição	
Posição anatômica	Em pé, com os pés e as palmas das mãos voltados para a frente
Supino	Deitado com a face para cima
Prono	Deitado com a face para baixo
Terminologia de direção	
Superior	Acima ou em direção à cabeça
Inferior	Abaixo ou em direção aos pés
Anterior	Parte da frente ou na frente de
Posterior	Parte de trás ou atrás de
Medial	Próximo ao plano mediano ou em direção à linha mediana

TABELA 3.1 Posição anatômica e terminologia direcional (*continuação*)

Termo	Definição
Terminologia de direção	
Lateral	Distante do plano mediano ou em direção ao lado
Proximal	Próximo ao ponto de origem do membro, tronco ou centro do corpo
Distal	Distante do ponto de origem do membro, tronco ou centro do corpo
Superficial	Na superfície ou próximo da superfície do corpo
Profunda	Distante da superfície do corpo
Palmar	Região anterior da mão na posição anatômica
Dorsal (para mãos ou pés)	Região posterior da mão na posição anatômica; região superior do pé quando se está em pé na posição anatômica
Plantar	Região inferior do pé quando se está em pé na posição anatômica

Adaptada, com permissão, de K. Clippinger, 2007, *Dance anatomy and kinesiology* (Champaign, IL: Human Kinetics), 18.

Anatomia estrutural das articulações

O local de união entre dois ossos é chamado de articulação. As articulações permitem que o corpo se mova em várias direções. Os componentes básicos das articulações incluem ossos, músculos, unidades musculostendíneas, cartilagem, cápsulas articulares, ligamentos e bolsas.

Ossos

Os ossos são encarregados de quatro grandes funções no corpo humano. Primeiro, eles produzem leucócitos e hemácias. Segundo, armazenam e liberam cálcio para a boa saúde do corpo. Terceiro, formam a caixa protetora para os órgãos vitais do corpo, como o cérebro, a medula espinal, o coração e os pulmões. Finalmente, fornecem pontos de ligação para ligamentos e tendões, de modo a permitir a locomoção. De acordo com a quantidade de atividade à qual são expostos, os ossos enfraquecem ou se mantêm saudáveis. As suas estruturas internas modificam-se para se adaptar ao estresse ao qual estão sujeitas. Sem estresse suficiente, os ossos enfraquecem. Com muito estresse, podem fissurar ou quebrar. Pequenas fissuras nos ossos, referidas como fraturas por estresse, podem ocorrer por uso excessivo.

Músculos

Quando os músculos se contraem, proporcionam movimento, bombeiam sangue e criam calor no corpo humano. Além disso, protegem as articulações. Durante uma cirurgia, quando o atleta está sob o efeito da anestesia, os músculos perdem seu tônus natural – isto é, perdem praticamente toda sua habilidade de contração. Se o braço ou a perna de um atleta for puxado durante esse período, um ligamento pode ser deslocado. Sem o tônus normal dos músculos, os ligamentos das articulações e as cápsulas articulares não são fortes o suficiente para impedir que a articulação se separe.

Unidades musculotendíneas

Os músculos são ligados aos ossos por seus tendões em dois locais, normalmente chamados de origem e inserção (ver Fig. 3.2). O ventre do músculo encontra-se entre os tendões de origem e de inserção e quando se contrai cria a força que puxa os tendões e move o osso.

Cartilagem

No local em que dois ossos se articulam, um tecido mole deve amortecer o movimento entre eles. Tal tecido é chamado de cartilagem. Uma cartilagem hialina branca e mole cobre as extremidades dos ossos na maior parte das articulações corporais (ver Fig. 3.3). De todos os tecidos ela é o mais vulnerável. Se a pressão nas articulações torna-se excessiva ou repetitiva, a cartilagem pode se desgastar. Esse tecido não se regenera; portanto, se ocorre o seu desgaste, um osso começa a friccionar com o outro e tal fricção é chamada de artrite, uma condição extremamente dolorosa.

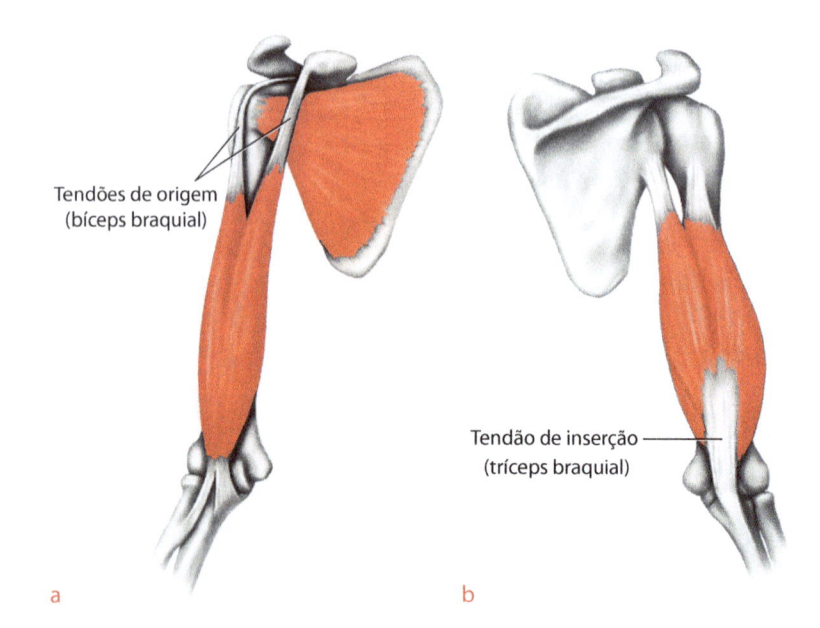

FIGURA 3.2 Os músculos são ligados ao osso por (*a*) tendões de origem e (*b*) tendões de inserção.

Cápsulas articulares

As articulações são unidas pelas cápsulas articulares e pelos ligamentos. As primeiras são constituídas por um tecido fibroso resistente que envolve a articulação e é firmemente ligado a ambos os ossos da articulação (ver Fig. 3.3). As cápsulas articulares auxiliam a suportar a função da articulação. As extremidades dos ossos nas cápsulas articulares são cobertas por cartilagem hialina, para o amortecimento e a realização de um movimento sem dor. O revestimento interno da cápsula articular consiste na membrana sinovial, a qual secreta líquido sinovial, que lubrifica e nutre a cartilagem hialina mole.

Ligamentos

Os ligamentos (ver Fig. 3.3) são um tecido não contrátil que exerce duas funções: unem as articulações e previnem que movimentos indesejados ocorram nelas. Cada articulação do corpo deve permitir uma série de movimentos específicos. Os ligamentos mantêm os ossos na posição correta enquanto a articulação percorre seu movimento. Entretanto, quando os ligamentos estão prejudicados, a articulação pode se tornar instável. Exames ortopédicos especiais foram criados para cada articulação do corpo, de modo a determinar se ocorreu a lesão de um ligamento.

Bolsas

As bolsas são estruturas em forma de saco que possuem uma membrana sinovial contendo líquido sinovial. São localizadas estrategicamente no corpo para lubrificar diver-

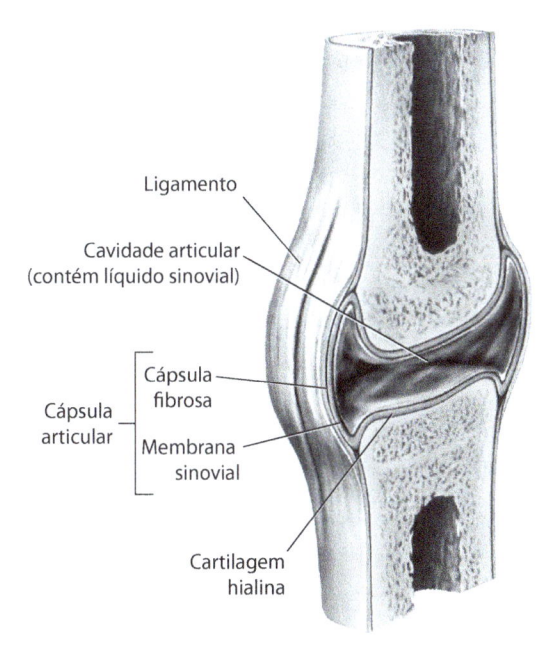

FIGURA 3.3 Uma articulação com cartilagem e líquido sinovial.

sos tecidos. Algumas envolvem tendões musculares para protegê-los de fricção excessiva, enquanto outras se encontram entre os músculos, o osso e a pele. Em qualquer lugar do corpo em que possa ocorrer movimento, são encontradas bolsas para lubrificar e proteger o tecido. Exemplos comuns desses locais são a bolsa subdeltóidea (ver Fig. 3.4), localizada logo abaixo do músculo deltoide no ombro, e a bolsa olecraniana, localizada na parte posterior do cotovelo. O uso excessivo ou uma lesão podem causar irritação nas bolsas. Se elas ficam inflamadas, desenvolve-se uma condição conhecida como bursite.

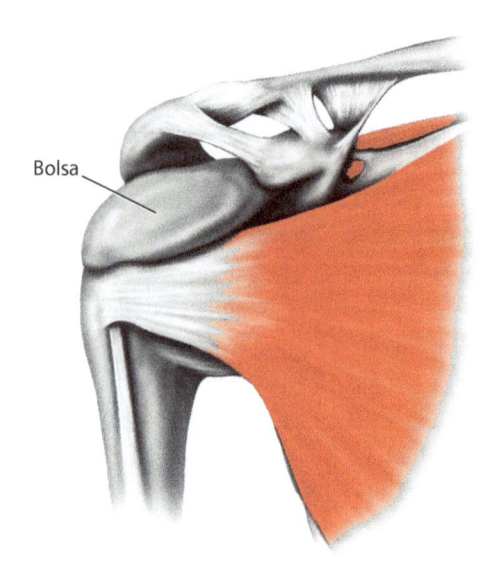

FIGURA 3.4 Uma bolsa típica.

Anatomia do músculo esquelético

Os músculos possuem diversas formas e tamanhos. O tipo mais proeminente de músculo no corpo é o esquelético, o qual pode ser responsável por até 60% da massa corporal. Cada músculo é composto por várias camadas de fibras e células musculares (ver Fig. 3.5). O tamanho do músculo e o arranjo de suas fibras determinam o modo

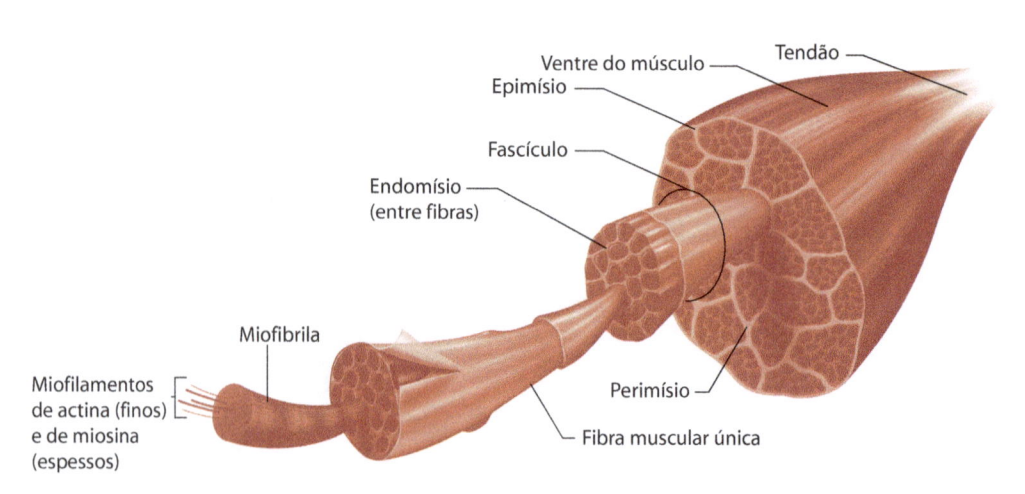

FIGURA 3.5 A estrutura do músculo esquelético.

como funciona. As células musculares consistem em fibras alongadas, contendo filetes feitos de miofibrilas; que contêm proteínas chamadas actina e miosina. Quando filamentos finos de actina e espessos de miosina são estimulados, eles deslizam uns sobre os outros, fazendo com que o ventre do músculo diminua. Esse processo de deslizamento dos filamentos, ou pontes cruzadas, é criado por uma complexa atividade química, mecânica e molecular.

No interior das camadas de um músculo há vários tipos de fáscia, ou tecido conjuntivo. A fáscia une o músculo, diminuindo nas extremidades para formar os tendões, que ligam os músculos aos ossos. A camada externa da fáscia, a qual encobre o exterior de todo o músculo, é chamada de epimísio. Grupos de fibras musculares no interior do endomísio, chamadas de fascículos, são cobertas pelo perimísio. Dentro dos fascículos estão as células musculares individuais especializadas, ou fibras musculares, as quais são cobertas pelo endomísio. Essas três camadas de tecido conectivo são contínuas ao longo do músculo.

Má postura, síndromes de sobrecarga, traumas, infecções, doenças, desidratação, má nutrição, fatores psicológicos e outras influências podem exercer um efeito prejudicial sobre a fáscia. Quando a saúde desta se degenera, pode ocorrer o rompimento do tecido, o que potencialmente afeta nervos, vasos sanguíneos, músculos, tendões, ligamentos, ossos e órgãos. Tais condições dolorosas normalmente não aparecem em exames-padrão como raio X, ressonância magnética nuclear, tomografia computadorizada, mielograma e eletromiografia. Um atleta pode reclamar de dor miofascial em seu corpo durante anos.

Há dois tipos distintos de fibra muscular no corpo: fibras do Tipo I, de contração lenta, e fibras do Tipo II, de contração rápida (ambas são mostradas na Fig. 3.6). As do Tipo I possuem um maior suprimento de sangue e mais mitocôndrias (dispositivo para armazenamento de combustível para a contração muscular), bem como utilizam respiração aeróbia. Assim, podem manter um baixo nível de contrações musculares por longos períodos. Já as do Tipo II fornecem contrações potentes e de explosão; porém, contêm menos mitocôndrias e menos suprimento sanguíneo. Devido ao fato de terem menos suporte de oxigênio e de utilizarem um processo distinto de abastecimento das contrações musculares, elas criam mais ácido láctico e cansam mais rapidamente.

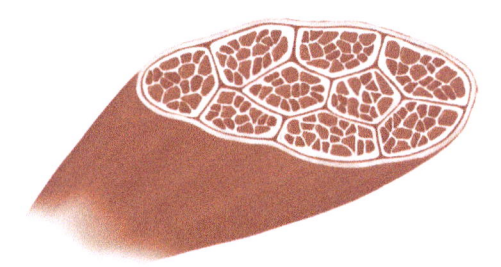

FIGURA 3.6 Fibras musculares de contração rápida (claras) e de contração lenta (escuras).

Um grande número de fibras do Tipo I é encontrado nos músculos posturais e em atletas que competem em eventos de longa duração. É comum corredores de velocidade apresentarem mais fibras musculares de contração rápida. Uma vez que é a genética que determina o tipo de fibras musculares que uma pessoa possui, a maioria dos atletas são direcionados ao tipo de esporte ao qual suas fibras musculares se adaptam naturalmente. É improvável que um lutador de sumô possua a mesma quantidade de fibras do Tipo I e do Tipo II que um maratonista.

Hipertrofia e atrofia

Uma das qualidades mais notáveis do corpo humano é sua habilidade de adaptação. A hipertrofia muscular, ou crescimento muscular, ocorre devido a uma reação ao estresse adicionado aos músculos. A aplicação de uma carga mecânica aos músculos cria um estresse ao qual eles precisam se adaptar. Em geral, nas primeiras quatro semanas (ou até mesmo oito semanas) de exercícios, o músculo pode adquirir resistência, mas esse ganho no geral resulta de um aumento na contração muscular estimuladora de impulso neural. Durante tal período, a pessoa apenas está aprendendo a utilizar o músculo de modo mais eficiente. Com estresse apropriado e contínuo, no entanto, a síntese de proteínas das fibras musculares começa a mudar. Proteínas contráteis adicionais parecem ser incorporadas às miofibrilas existentes, processo que ocorre no interior de cada fibra muscular. Desse modo, a hipertrofia muscular resulta de um crescimento de cada célula muscular.

A atrofia muscular é a morte, ou encolhimento, do tecido muscular. Essa atrofia pode ocorrer devido a lesão, doença ou falta de uso. Para se manterem saudáveis, os músculos precisam de estimulação constante e de um grau leve de estresse. Quando astronautas retornam à terra após um período longo no espaço, eles têm dificuldades de ficar em pé. Devido à falta de gravidade no espaço, seus músculos tornam-se fracos em questão de dias. O tratamento recomendado para a dor nas costas costumava ser deitar-se na cama por semanas. Agora sabe-se que a falta de movimento contra a gravidade apenas aumenta o problema. As estimativas são de que as pessoas perdem 3% de sua força muscular a cada dia em que ficam deitadas na cama. Se alguma vez você viu uma pessoa que teve um braço ou perna engessados por semanas e, após esse período, observou os músculos após a remoção do gesso, você esteve diante de um excelente exemplo de como a falta de uso pode causar atrofia. O músculo da panturrilha ou braço que estava engessado pode parecer ter metade do tamanho normal. Quando os músculos se atrofiam, os atletas precisam passar por um processo extensivo de reabilitação para restituir o tamanho e a força muscular. Para manter o tecido muscular saudável, os atletas precisam aplicar um estresse saudável e apropriado aos músculos.

Tipos de contração muscular

A palavra "contrair" significa "reduzir", o que no caso dos músculos pode causar alguma confusão. Quando os músculos se contraem eles podem manter o mesmo com-

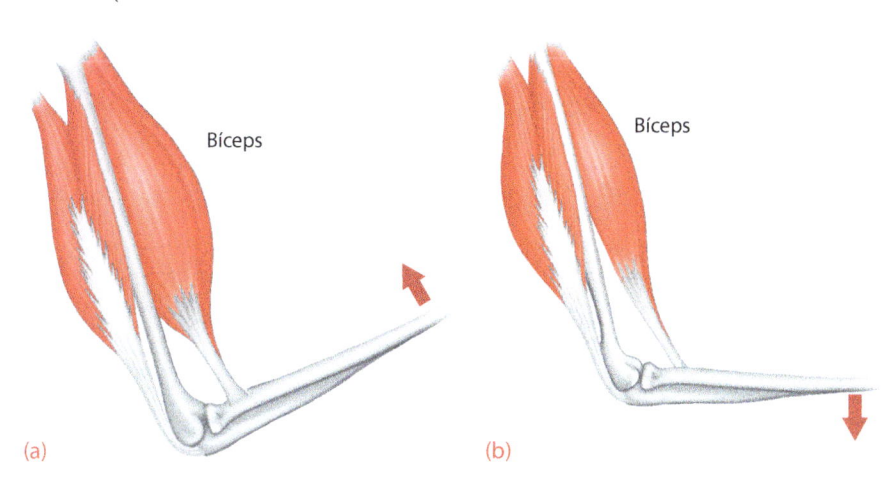

FIGURA 3.7 Um bíceps realizando (*a*) uma contração concêntrica em rosca e (*b*) uma contração excêntrica em rosca invertida.

primento, encurtar ou alongar. A palavra "isométrica" significa "de mesmo tamanho". Quando uma contração isométrica ocorre, o comprimento do músculo permanece essencialmente o mesmo. Um exemplo disso seria flexionar o bíceps para mostrar sua protuberância.

Uma contração muscular concêntrica, ou "em direção ao centro", é criada quando a tensão no ventre do músculo supera suficientemente a resistência para mover um segmento do corpo. Quando essa contração ocorre, as conexões do músculo movem-se em direção uma da outra, como mostra a Figura 3.7a. Um exemplo seria realizar uma rosca bíceps, a qual é feita segurando-se um peso em um das mãos, com o cotovelo estendido, e contraindo-se o bíceps para flexionar o cotovelo e trazer o peso até o ombro.

Uma contração excêntrica, ou em alongamento, é criada quando a contração do músculo permite a suas conexões distanciarem-se uma da outra durante a contração, como mostrado na Figura 3.7b. Um exemplo de tal contração seria uma rosca bíceps inversa. Começa-se com o peso em uma das mãos junto ao ombro, com o cotovelo flexionado. Lentamente, deixa-se o peso afastar-se do ombro, até que o cotovelo esteja todo estendido. Durante esse exercício, o bíceps do braço se alonga conforme o cotovelo se estende devagar. Quando um atleta realiza intencionalmente apenas a parte de contração excêntrica de um exercício de levantamento de peso, a ação é conhecida como realizar negativos.

Problemas musculares

Diversas condições podem exercer um efeito prejudicial no tecido muscular. Aprender sobre o que causa os problemas musculares ajuda o profissional a entender a forma como tratar os músculos.

Dor muscular de início tardio

Muitas vezes os atletas ficam impossibilitados de se exercitar durante longos períodos devido a lesões ou motivos pessoais. O que acontece com os músculos quando eles retornam às atividades depois de muito tempo parados? O termo "dor muscular de início tardio" (DMIT)* é utilizado para descrever por que os músculos ficam doloridos depois do retorno às atividades. Exercícios bons e saudáveis causam estresse aos músculos. Quando músculos que não vinham sendo utilizados por um tempo sofrem estresse, ocorrem microtraumas no tecido. Nos períodos iniciais de um trauma agudo, o corpo sempre incha. Acredita-se que a pressão extra causada pela tumefação do tecido muscular causa a irritação dos nervos que chegam ao músculo. O estado agudo de uma lesão dura de 48 a 72 horas; portanto, os músculos no geral ficam doloridos de 2 a 3 dias. O interessante é que mesmo pessoas fortes e saudáveis frequentemente passam por essa dolorosa adaptação quando mudam de exercício ou utilizam grupos musculares diferentes. Um jogador de beisebol que começa a praticar futebol americano pode sofrer dor muscular de início tardio. Felizmente, esse processo de adaptação não ocorre cada vez que a pessoa se exercita e dura apenas de 2 a 3 dias após o retorno às atividades.

Estiramentos

Estiramentos são lesões musculares nas quais ocorre o rompimento das fibras musculares, sendo classificados de acordo com sua gravidade. Um estiramento de primeiro grau é uma lesão leve que não afeta a força ou a amplitude de movimentos do músculo. A maior parte desse tipo de estiramento não é tratada, pois passa despercebida pelo atleta. Algumas vezes, estiramentos de primeiro grau tornam-se de segundo grau quando mais estresse é aplicado ao músculo. Os de segundo grau são lesões moderadas dos músculos que causam dor, perda de força e redução da amplitude de movimentos. Estiramentos de terceiro grau são os mais graves e podem resultar em uma separação completa entre o músculo e o osso. Tais lesões requerem cirurgia para uni-los novamente.

Um dos objetivos da massagem esportiva é prevenir os estiramentos musculares. Com uma massagem eficaz e regular, o tecido muscular retém sua extensibilidade, flexibilidade e contratilidade. A primeira é a habilidade do músculo de se estender e retornar ao comprimento normal de descanso sem lesão. Por sua vez, a flexibilidade é a capacidade do músculo de se alongar em até uma vez e meia o seu comprimento de descanso sem lesão. Por fim, a contratilidade é a habilidade do músculo de encurtar em até metade do seu comprimento em descanso sem lesão. O tecido muscular saudável deve recuar, alongar e contrair conforme os atletas se exercitam ou competem, e a massagem acentua essas qualidades.

---

*N. do R.T.: em inglês "Delayed Onset Muscle Soreness" (DOMS).

> ### Ciclo dor-espasmo-dor
>
> O conhecimento do ciclo dor-espasmo-dor pode ajudar o profissional a reduzir ou eliminar a dor muscular de um atleta. A dor normalmente inicia como uma forma de irritação do músculo. Tal irritação pode ser causada por trauma físico, infecção, imobilização ou tensão emocional. Quando o tecido fica irritado, o atleta sente o aumento da dor e da tensão muscular. Com o aumento desta, ocorre tumefação ou edema do tecido, o que diminui o fluxo sanguíneo, causando o acúmulo de resíduos metabólicos que inflamam o tecido. A redução do fluxo sanguíneo também diminui a quantidade de oxigênio que chega às células, uma condição chamada isquemia. A inflamação causa uma reação fibrosa no tecido, que causa limitação no alongamento muscular, restrição do movimento das articulações e encurtamento fascial. Conforme o atleta tenta mover a área do corpo que está doendo, sente ainda mais dor, e o processo se intensifica. O movimento e a massagem suave podem quebrar o ciclo dor-espasmo-dor.

Espasmos e cãibras

Um espasmo muscular ocorre quando um músculo falha em retornar ao seu comprimento normal em descanso. Pode acontecer com qualquer músculo do corpo sem momento determinado. Na verdade, muitas pessoas estão caminhando, sentadas ou em pé todos os dias com muitos dos seus músculos em espasmo. Quando o número suficiente de fibras de um músculo entra em espasmo, o músculo encolhe e deixa de funcionar. Essa condição é chamada cãibra. A cãibra é uma contração involuntária, espasmódica e dolorosa do músculo esquelético. Tanto o espasmo como a cãibra podem ocorrer por diversos motivos, entre eles o estresse, a sobrecarga, a desidratação, o desequilíbrio eletrolítico, o baixo nível de minerais e as lesões, como hérnia de disco e doenças.

Enquanto estão praticando natação, corrida ou ciclismo, os atletas com frequência têm cãibras, especialmente nas extremidades inferiores. As que ocorrem nas pernas são chamadas de *contusão de quadríceps*. A maior parte das cãibras desse tipo é aliviada com a redução da atividade física, o alongamento e a massagem. Outros locais comuns para espasmos musculares e cãibras são os músculos eretores da espinha, que perpassam o dorso; a principal função deles é manter o corpo em uma posição vertical quando sentado ou em pé. Os eretores da espinha raramente têm oportunidade de descansar. Se funcionassem perfeitamente quando a pessoa está deitada, os músculos das costas deveriam relaxar e amolecer. Contudo, quando os tocamos, percebemos que estão firmes e retesados. Algumas vezes, estão tão rígidos que parecem cabos de aço.

Após sessões de exercício intensas, o comprimento e a largura dos músculos devem ser restabelecidos pela massagem e pelo alongamento. Períodos prolongados de atividade pesada sem massagem e alongamento levam à contração muscular menos eficaz, diminuição da amplitude de movimentos, perda de força, dor e maior probabilidade de lesão. Os profissionais devem sempre estar atentos à possibilidade de que um atleta tenha cãibras na mesa de massagem. A maior parte delas pode ser aliviada com a aplicação do alongamento terapêutico; porém, quando o indivíduo tem cãibras em mais de um grupo muscular, o atendimento médico pode ser necessário, pois tal condição pode ser um sinal de desidratação grave e deve ser tratada pelo profissional médico adequado.

Lesões e tecido cicatricial

Quando as células musculares são danificadas devido a uma lesão, elas morrem e não se regeneram; elas são geneticamente muito complicadas para que células de substituição cresçam; portanto, o corpo desenvolve a habilidade de criar tecido cicatricial. Esse tecido começa a se formar quando células são danificadas, e o conteúdo das paredes celulares vasa para o espaço intersticial. Proteínas inteiras de dentro das paredes celulares atraem água para a área, resultando em tumefação. No geral, isso ocorre em maior intensidade nos primeiros cinco minutos de uma lesão, para fornecer a base necessária para a formação de tecido cicatricial; contudo, o corpo continua inchando no local lesionado. O excesso de tumefação pode causar dano secundário às células, chamado de lesão hipóxica, a qual pode acarretar mais dano do que a lesão original. A lesão hipóxica ocorre quando o oxigênio não consegue alcançar as células saudáveis ao redor da região lesionada.

A aplicação de gelo na área lesionada é extremamente importante durante o estágio agudo da lesão, para auxiliar na colocação das células saudáveis em um estado metabólico reduzido, que diminui a necessidade de oxigênio para sobreviver. É necessário aplicar gelo na região lesionada durante pelo menos 30 minutos para que o metabolismo seja reduzido.

Logo após a ocorrência da lesão, os leucócitos conhecidos como macrófagos cercam o tecido das células mortas e começam a dissolvê-lo. Esse processo pode ser sentido ao redor da área lesionada, pois ela frequentemente torna-se mais quente que o tecido saudável em volta. Depois de os macrófagos cumprirem sua função, os fibroblastos encadeiam filamentos de proteínas e os injetam no fluido da porção lesionada. Esses filamentos de proteínas enrolam-se uns nos outros e constituem a base para a formação de tecido cicatricial; conforme eles se formam, os músculos lesionados devem ser movimentados ao longo de sua amplitude de movimentos adequada para que os filamentos se alinhem na direção das fibras musculares. Quando o tecido cicatricial começa a se formar, ele pode unir todo o tecido na região intermediária, criando uma cicatriz que pode inibir o movimento correto. Tal cicatriz pode causar uma irritação adicional ou uma lesão recorrente.

A aplicação suave de fricção cruzada das fibras no local da lesão relaxa o tecido cicatricial conforme ele se forma, ajudando-o a ficar mais flexível. Além disso, a movimentação do músculo lesionado auxilia a alinhar o tecido cicatricial na direção em que as fibras musculares se movem. A aplicação de gelo após a fricção cruzada das fibras ajuda a prevenir a inflamação excessiva da área.

Um dos estágios finais da formação de tecido cicatricial ocorre quando o corpo injeta substância fundamental nele para fortalecê-lo. De seis a oito semanas podem ser necessárias, desde o início do estiramento muscular, para que tal tecido esteja suficientemente saudável para se submeter à contração muscular extensiva sem que ocorra nova lesão.

Movimento das articulações

Os músculos esqueléticos cruzam as articulações para proporcionar a locomoção, ou movimento. Quando os músculos de um lado da articulação se contraem e encurtam, os do lado oposto devem inibir-se e alongar para que a articulação se movimente (ver Fig. 3.7). A articulação se move na direção dos músculos contraídos. Um movimento suave e controlado requer uma contração coordenada entre os músculos concêntricos e excêntricos que cruzam a articulação. Para movê-la na direção oposta, aqueles que estavam inibidos contraem-se, e os que estavam contraídos inibem-se. A contração muscular pode ser usada para acelerar os movimentos do corpo, criando aceleração, ou ainda para desacelerá-los, criando desaceleração. Tanto uma como a outra causam estresse extra nos músculos. É normalmente durante esses processos que os atletas estiram ou lesionam seus músculos.

A força exercida por um músculo para puxar uma articulação é criada pela sua contração. A quantidade de força gerada por esta depende do número de fibras utilizadas. Por exemplo, se você segurar uma bola de boliche em uma das mãos e uma caneta esferográfica na outra, sentirá a diferença no número de fibras requeridas para contrair os músculos em cada braço.

O campo da cinesiologia (o estudo dos movimentos do corpo humano) utiliza quatro termos para explicar várias das funções musculares em uma articulação: agonista, antagonista, sinergista e estabilizador. Quando qualquer uma das articulações do corpo passa por uma série de movimentos, o músculo primariamente responsável por esses movimentos é chamado de agonista. Para cada músculo agonista há sempre um que trabalha na direção oposta, chamado de antagonista. Os músculos que auxiliam em uma gama de movimentos são denominados sinergistas, e os que estabilizam as articulações são chamados de estabilizadores. Em qualquer atividade esportiva, como corrida, salto ou arremesso, os músculos que cruzam as articulações do corpo precisam exercer uma dessas quatro funções, sendo que aquelas exercidas pelos músculos mudam conforme o movimento realizado.

A maioria dos atletas não tem consciência da resistência interna criada no interior dos grupos de músculos antagonistas conforme a articulação se movimenta e começa a se fatigar. Quanto mais o músculo se fatiga, maiores são os espasmos. Da mesma forma, quanto mais o músculo sofre espasmos, maior é a resistência ao longo das articulações no corpo do atleta. Uma das razões para a aplicação da massagem esportiva é justamente reduzir a tensão no interior dos grupos musculares que cruzam as articulações do corpo. Um atleta deve ser capaz de passar por uma amplitude completa de movimentos sem esforço. Quando os atletas possuem liberdade de movimentos sem dor, eles apreciam muito mais competir e exercitar-se.

Músculos em paralelo

Os profissionais devem saber qual dos músculos em paralelo que cruzam cada articulação é mais forte do que sua contraparte. Quando os músculos são mais fortes de um lado da articulação, a amplitude de movimentos dela sempre terá uma tendência a encurtar na direção do grupo muscular mais forte. Se um esporte requer movimentos repetitivos de uma articulação, então os mais fracos em torno dela irão fatigar-se mais rapidamente. Conforme os músculos se fatigam, têm uma tendência a entrar em espasmo e ter cãibra. Os fortes em volta da articulação podem, então, puxar os músculos em espasmo, causando estiramentos musculares. A Tabela 3.2 fornece uma lista de músculos mais fortes e mais fracos em lados opostos de várias articulações do corpo.

Conhecer a oposição entre músculos fortes e fracos ao redor das articulações permite ao profissional sugerir alongamentos e protocolos de fortalecimento apropriados para os atletas. Na maioria dos casos, os profissionais preferem alongar os músculos fortes e encurtados, e fortalecer os fracos. No caso dos ombros, entretanto, eles preferem fortalecer e alongar os rotadores laterais para prevenir lesões, pois estes são sempre mais fracos e firmes que os rotadores mediais.

Outro ponto importante para a compreensão da oposição entre músculos fortes e fracos em torno das articulações é entender como essa relação afeta a postura

TABELA 3.2 Músculos mais fortes e mais fracos nas articulações

Músculos mais fortes	Músculos mais fracos
Músculos da panturrilha (gastrocnêmios e sóleos)	Músculos anteriores da perna (tibial anterior)
Músculos anteriores da coxa (quadríceps femoral)	Músculos posteriores da coxa (músculos isquiotibiais)
Músculos extensores do quadril (glúteo máximo)	Músculos flexores do quadril (psoas e ilíaco)
Músculos das costas (eretores da espinha)	Músculos do abdome (reto do abdome e oblíquos)
Músculos do peito (peitoral maior)	Músculos do meio das costas (trapézios mediais e romboides)
Rotadores internos do ombro (latíssimo do dorso, redondo maior, peitoral maior, subescapular e deltoide anterior)	Rotadores laterais do ombro (infraespinal, redondo menor e deltoide posterior)
Flexores do cotovelo (bíceps e braquial)	Extensores do cotovelo (tríceps)
Flexores do antebraço	Extensores do antebraço
Supinadores do antebraço	Pronadores do antebraço
Flexores do punho	Extensores do punho

e a saúde dos tecidos musculares. Na parte superior do corpo, o músculo peitoral maior é sempre mais forte que o trapézio medial e os romboides. O encurtamento dos músculos na parte frontal do corpo alonga os músculos na parte posterior, o que é o principal motivo para a posição arredondada dos ombros na parte superior do corpo. Os músculos não funcionam bem quando são mantidos na posição encurtada ou alongada durante muito tempo. A congestão resultante do encurtamento do peitoral e do enrijecimento do trapézio medial e dos romboides devido ao alongamento persistente diminui o fluxo sanguíneo muscular.

A redução crônica do fluxo sanguíneo pode causar acúmulo de resíduos metabólicos nos músculos, o que consiste na causa primária da formação de pontos-gatilho no tecido muscular. Os pontos-gatilho são áreas hipersensíveis localizadas no tecido muscular que causam dor quando pressionadas, apesar de também poder ser sentida na área adjacente. Tal ocorrência é conhecida como dor referida, e cada músculo tem um padrão dessa dor. Alguns padrões são localizados na direção do ponto-gatilho e outros são distais em relação a ele. Cada músculo do corpo pode formar múltiplos pontos-gatilho, com vários padrões de dor referida. O estresse constante e recorrente imposto aos músculos por estarem tanto em uma posição encurtada como em uma alongada pode mantê-los lesionados por um longo período. Os profissionais precisam conhecer a importância do equilíbrio muscular do corpo para a saúde dos músculos. A entesopatia é um processo de doença das junções musculotendinosas, do local onde os tendões e ligamentos se unem aos ossos ou das cápsulas articulares. É caracterizada por hipersensibilidade local e pode, com o tempo, evoluir para entesite. Esta é uma doença traumática que ocorre na inserção dos músculos, onde o estresse muscular recorrente provoca inflamação, a qual leva à fibrose e à calcificação.

Amplitudes de movimentos

Cada articulação do corpo possui determinadas amplitudes de movimentos pelas quais deve ser capaz de passar. A Tabela 3.3 fornece um explicação das amplitudes de movimentos comuns, bem como de movimentos que ocorrem nas articulações. A quantidade de amplitudes de movimentos de cada articulação sempre será um número par, uma vez que as articulações devem sempre trabalhar em ambas as direções. A seguir, estão listadas as principais articulações do corpo, bem como o número e o tipo de amplitudes de movimentos pelas quais elas passam:

- Dedo do pé – quatro amplitudes de movimento: flexão, extensão, abdução e adução.
- Tornozelo – quatro amplitudes de movimento: dorsiflexão, plantiflexão, inversão e eversão.
- Joelho – quatro amplitudes de movimento: flexão, extensão, rotação interna ou medial e rotação externa ou lateral.
- Quadril – seis amplitudes de movimento: flexão, extensão, abdução, adução, rotação interna ou medial e rotação externa ou lateral.

TABELA 3.3 Movimentos das articulações

Ação	Movimento	Exemplo
Flexão	Curvatura ou dobradura da articulação	O cotovelo é flexionado no início de um apoio.
Extensão	Esticar de uma articulação	O cotovelo é esticado no final de um apoio.
Abdução	Movimento para longe do centro	Os braços e as pernas se afastam do corpo em um polichinelo.
Adução	Movimento em direção ao centro	Os braços e as pernas se aproximam do corpo em um polichinelo.
Rotação externa	Rotação para fora	A articulação do ombro roda externamente ao se lançar uma bola de beisebol.
Rotação interna	Rotação para dentro	A articulação do ombro roda internamente ao se colocar a mão no quadril.
Inversão	Giro da parte inferior do pé para dentro	O tornozelo gira para dentro.
Eversão	Giro da parte inferior do pé para fora	O tornozelo gira para fora.
Supinação	Giro do antebraço de modo que a palma da mão fique para cima	A parte interna do antebraço (em geral) gira para cima ao se utilizar uma chave de fenda para apertar um parafuso.
Pronação	Giro do antebraço de modo que a palma da mão fique para baixo	A parte externa do antebraço (em geral) gira para baixo ao se utilizar uma chave de fenda para soltar um parafuso.
Plantiflexão	Abaixamento do pé	Os pés apontam em direção ao chão ao se fazer uma elevação do calcanhar.
Dorsiflexão	Flexão do pé	O pé flexiona ao se levar para trás o calcanhar, erguendo a parte anterior do pé.

Adaptada, com permissão, de J. G. Haas, 2010, *Dance anatomy* (Champaign, IL: Human Kinetics), 3.

- Coluna vertebral – seis amplitudes de movimento: flexão, extensão, rotação para a direita, rotação para a esquerda, flexão lateral ou curvatura lateral para a direita e flexão lateral ou curvatura lateral para a esquerda.
- Escápula – seis amplitudes de movimento: elevação, depressão, protusão, retração, rotação para cima e rotação para baixo.
- Articulação do ombro – seis amplitudes de movimento: flexão, extensão, abdução, adução, rotação interna ou medial e rotação externa ou lateral.
- Cotovelo – duas amplitudes de movimento: flexão e extensão.
- Antebraço – duas amplitudes de movimento: supinação e pronação.

- Punho – quatro amplitudes de movimento: flexão, extensão, abdução ou flexão radial e adução ou flexão ulnar.
- Dedo – quatro amplitudes de movimento: flexão, extensão, abdução e adução. (As mãos conseguem realizar um movimento que não é possível para os pés. Nas mãos, os polegares e dedos mínimos podem curvar-se e tocar-se, uma amplitude de movimento chamada de oposição).

Conhecer as amplitudes de movimento das principais articulações do corpo é um dos primeiros passos para se estar apto a avaliar o funcionamento adequado do corpo de um atleta. Um profissional precisa saber cada direção para a qual uma articulação pode se mover e como ela deve passar pela amplitude de movimentos. Uma parte importante no auxílio a um atleta para que melhore seu desempenho e previna lesões é maximizar a amplitude de movimentos, apesar do fato de que uma amplitude de movimento excessiva em uma articulação também poder ser um problema sério. Articulações com muita flexibilidade podem tornar-se instáveis e propensas a estiramentos. Se os ligamentos tornarem-se muito estendidos, os músculos que cruzam a articulação devem ser fortalecidos para ajudar na prevenção de estiramentos articulares.

O toque de qualidade e a textura do tecido

Uma pesquisa conduzida entre massagistas elaborou a seguinte questão: quanto tempo leva para que um massagista, ao receber uma massagem de outro massagista, saiba se será uma boa massagem? A resposta: alguns segundos. Tal resultado pode parecer surpreendente para aqueles que não estão familiarizados com a massagem, mas um profissional experiente pode reconhecer, quase instantaneamente, um toque de qualidade.

Esse toque é adquirido com anos de experiência. Um profissional pode conhecer a anatomia do corpo e proporcionar uma boa massagem; contudo, o toque de qualidade advém do comprometimento do profissional e da técnica aplicada. Quando os atletas recebem massagens de vários profissionais, é inevitável que comparem o trabalho de cada um deles. O toque de qualidade não depende apenas do tempo, da prática ou de altos níveis de conhecimento. Algumas vezes, esse toque é como um dom que certas pessoas possuem. Os profissionais podem desenvolvê-lo por meio de estudo e prática, mas algumas pessoas o têm desde que nascem.

Uma parte do toque de qualidade advém da energia do profissional. A outra decorre de sua habilidade de avaliar o que está sentindo no corpo do atleta e, então, aplicar a técnica de massagem apropriada. Os músculos, sejam eles saudáveis ou disfuncionais, possuem certo tato ou textura. Visando fornecer uma massagem eficaz, é essencial ser capaz de sentir a textura do tecido.

Qual deve ser a sensação ao tocar um tecido muscular saudável? A resposta é simples: deve ser suave e consistente. As qualidades relevantes de músculos saudáveis são a extensibilidade, a flexibilidade e a contratilidade. Músculos que as possuem fornecem uma sensação mais elástica; já os comprometidos, uma sensação mais plástica. Um bom profissional consegue percebê-la e procura trabalhar o tecido para restituir a consistência elástica mais saudável.

Há outras texturas do tecido que um profissional precisa ser capaz de sentir. Quando ocorre uma lesão em um músculo, segue-se sempre a tumefação do tecido. O excesso de fluido tecidual geralmente deixa o músculo com uma característica mole ou esponjosa. Já quando apenas alguns filamentos do músculo estão lesionados, ele tem uma característica fibrosa, como cordas arrancadas de um violão. Quando todo o músculo está dolorido ou foi usado excessivamente, tem uma característica espessa e inflexível. Por fim, quando eles se soltam do osso, podem enrolar-se, criando o efeito Popeye.

Além de conhecer a textura do músculo, o profissional precisa saber como ele está disposto em camadas. Um exemplo seria a área do meio das costas. O primeiro tecido a ser tocado é a pele, que pode ter uma característica quente, fria, oleosa, seca, firme ou espessa. A próxima camada de tecido é o trapézio medial, cujas fibras se alinham horizontalmente em relação à coluna vertebral. A camada de tecido muscular embaixo do trapézio são os romboides. Essas fibras se alinham em um ângulo de 45 graus em relação à coluna. Já a camada de músculos sob os romboides são os eretores da espinha, cujas fibras se alinham verticalmente em relação à coluna. Enquanto realiza a massagem, o profissional deve sentir a textura dos músculos e o alinhamento das fibras do tecido para determinar a técnica apropriada para cada músculo.

CAPÍTULO 4

Planejamento da massagem pré-evento

O principal objetivo da massagem pré-evento é ajudar o atleta a se preparar para a competição ou para o exercício no local do evento. Essa massagem nunca é feita como substituição do aquecimento do atleta. É sempre animada e rítmica, não ultrapassando 15 minutos, e deve focar os músculos que o atleta utiliza em seu esporte. A ênfase deve ser dada ao aquecimento do tecido superficial, ao aumento do fluxo sanguíneo nos músculos utilizados no esporte, à movimentação das articulações ao longo de sua amplitude de movimentos adequada e ao alívio da tensão excessiva do corpo do atleta, bem como ao fornecimento de entusiasmo antes da competição. Em uma cena do filme *Rocky: o Lutador*, Rocky sobe os 72 degraus em frente à entrada do Museu de Arte da Filadélfia durante uma de suas sessões de exercício enquanto o tema musical é tocado em volume alto ao fundo. Alguns espectadores têm arrepios ao assistir a essa cena. Aquela emoção é um exemplo do entusiasmo que uma massagem deve fornecer ao atleta.

É preciso ter cuidado para que não seja dada muita atenção à dor ou a áreas doloridas do corpo do atleta, assim como deve ser evitada a aplicação de técnicas que possam irritar ou inflamar o tecido. Movimentos deslizantes lentos e longos nunca devem ser incorporados à massagem pré-evento, pois tendem a relaxar o atleta. O propósito dessa massagem é estimular seu corpo e deixá-lo motivado para atuar em sua melhor *performance*.

A contratação para a massagem em evento

O primeiro passo para a realização de massagens esportivas pré-evento é garantir com a comissão organizadora o direito de trabalhar em um evento. Um profissional não pode simplesmente aparecer no local, montar a mesa de massagem e começar a trabalhar. Em geral, um contrato escrito é assinado pela comissão organizadora e a entidade que fornecerá as massagens no evento. Esse acordo escrito preenche as obrigações legais de se ter a licença do estabelecimento para a realização de massagens em um evento. Equipes profissionais e universitárias quase sempre têm profissionais que as acompanham em viagens durante o ano. A maior parte dos Estados nos EUA proporciona dispensas para profissionais que viajam com seus grupos. Alguns atletas individuais ou times possuem patrocinadores que contratam profissionais para trabalhar com eles. A equipe monta uma tenda no evento e o profissional trabalha no local apenas para aqueles que fazem parte da equipe patrocinada.

Fornecer massagens de maneira profissional em um evento requer muito planejamento. O contrato deve conter todas as principais considerações para essa atividade, incluindo:

- **Durante quantos dias será conduzido o evento?** É importante saber a duração da competição, pois quanto mais tempo durar, mais profissionais serão necessários para fornecer massagens. A disponibilidade de massagens pré-evento no instante em que atletas precisam é importante para o sucesso do procedimento. A maioria dos atletas não vai querer esperar por longos períodos para receber uma massagem pré-evento; portanto, saber quantos profissionais serão necessários é essencial para que se possa fornecê-los a tempo.

- **Quantos atletas estão competindo e durante quantas horas as massagens serão oferecidas?** O número de profissionais necessários para proporcionar um serviço adequado depende de quantas horas por dia as massagens estarão disponíveis, assim como de quantos atletas estarão competindo. Além disso, se um evento esportivo está agendado para o dia inteiro, os profissionais devem chegar cedo e organizar-se para a realização das massagens. Se o evento requer que os atletas compitam múltiplas vezes durante o dia, os profissionais precisam estar disponíveis para a realização de massagens entre as competições, bem como para as pós-evento (ver Cap. 5 para mais informações sobre massagem pós-evento).

- **Onde as massagens serão administradas?** Se serão realizadas ao ar livre, a previsão do tempo para o evento será importante. As competições podem ser realizadas em dias frios, chuvosos ou muito quentes. Assim, os atletas precisam estar protegidos por uma cobertura. Sem ela, eles podem ter de deitar-se sob o sol ou encharcar-se caso chova. Nenhuma das situações é ideal para a massagem. O uso de tendas ou estruturas ao ar livre com cobertura são opções adequadas. Na maioria dos grandes eventos, o organizador as fornece. Em temperaturas muito frias, são também providenciados cobertores para os esportistas. Já em condições de temperatura alta, ventiladores são bastante úteis.

- **O que fazer caso ocorra uma emergência médica durante a massagem esportiva?** A massagem é definida como a manipulação do tecido mole do corpo humano. Em tal definição não está previsto que o propósito do profissional é fornecer tratamento médico de emergência; ao trabalhar em um evento, ele deve saber que papel cumprir ao prestar serviços aos atletas. Estes podem sofrer de desidratação grave, hipertermia, hipotermia, choque, paradas cardíacas, entre outras condições; ocorrendo uma emergência médica no evento, os profissionais treinados para lidar com emergências médicas devem ser os responsáveis pela situação. Os profissionais de massagem devem se informar previamente sobre quais serviços médicos estarão disponíveis e onde poderão ser encontrados caso um atleta precise. Devem saber onde encontrar médicos, enfermeiros ou técnicos de emergência, além de saber como chamar a atenção e a assistência dessas pessoas quando for necessário.
- **Como será efetuado o pagamento dos profissionais?** Esse é um ponto importante. O pagamento pode ser realizado pela comissão organizadora, pelos competidores, pelos patrocinadores, bem como pela equipe da qual fazem parte.

Logística e armazenamento de registros

Cada evento é diferente; portanto, ter um sistema organizado para a realização de massagens é essencial para que todos fiquem satisfeitos. Os participantes podem ficar irritados caso as coisas não sejam feitas de uma maneira profissional e organizada. Em alguns eventos, pode ser requerida hora marcada; em outros, são utilizadas folhas de registro, e a massagem é realizada por ordem de chegada. Também é importante manter pessoas não autorizadas fora do local das massagens; atletas gostam de privacidade, e os profissionais precisam manter quem não é necessário fora do caminho para realizar um bom trabalho.

Com o objetivo de proporcionar uma massagem esportiva pré-evento eficaz e segura, a pessoa que a aplica precisa ter realizado uma inspeção detalhada do local antes do início do evento. Algumas considerações importantes em relação ao local da massagem esportiva pré-evento são se a massagem será administrada no interior de um estabelecimento ou ao ar livre, como os atletas saberão localizar a área de massagem e identificar o horário que devem chegar, que tipo de roupas devem usar e quanto tempo antes da competição deve-se permitir que as massagens sejam realizadas.

Manter um registro minucioso das massagens permite ao profissional conhecer as preferências dos atletas. Quando ele as realiza em muitos eventos diferentes, manter dados permite que aprenda rapidamente quais tratamentos são requeridos em cada esporte. A manutenção dessas anotações possibilita também compilar estatísticas em relação ao número de atletas massageados e as áreas mais comuns tratadas em cada esporte.

O profissional deve ter um formulário de avaliação (como o reproduzido no Cap. 1) com uma figura do corpo humano para que o atleta o marque antes de a massagem ser administrada. O formulário de avaliação deve ser simples e breve, pois os atletas não gostam de passar muito tempo preenchendo documentos antes de receber suas massagens; é importante que haja espaço para o nome do atleta, o esporte que está praticando e a área do corpo a ser tratada.

Uma figura de corpo inteiro padrão possui frente, costas e ambos os lados do corpo para que o atleta marque. Ter esse esboço facilita a marcação do local em que deseja que a massagem pré-evento se concentre. Se ele marcar um pequeno X ou O em uma área, deve-se perguntar sobre uma possível lesão; contudo, mesmo estando o profissional ciente de qualquer lesão para evitar o desconforto durante a massagem, ele deve dar pouca atenção a ela. A intenção dessa massagem é auxiliar no aquecimento do atleta, e não tratar lesões. Muita atenção às lesões pode distrair o atleta com pequenas dores antes de uma competição; voltar a sua atenção para regiões doloridas ou lesionadas logo antes de uma sessão de exercícios ou competição é contraprodutivo em relação ao objetivo da técnica.

Momento apropriado para a massagem

Suponhamos que o profissional esteja preparado adequadamente para o evento e pronto para administrar as massagens pré-evento. A primeira consideração é sobre quando realizá-la; isso depende do tipo de esporte praticado pelo atleta. Alguns requerem que ele tenha uma resposta imediata, como, por exemplo, um corredor que precisa arrancar da marca ao som do disparo. Outros esportes, como o boxe, requerem que o atleta esteja o mais solto possível para evitar que sofra um nocaute no início do primeiro assalto de uma luta. Um lutador de boxe frequentemente recebe massagens no pescoço e nos ombros enquanto ouve as instruções do árbitro, antes do início da luta. Entretanto, isso não deve ser feito com um maratonista momentos antes de começar a corrida, pois seu tempo de reação pode se tornar mais lento. A massagem pré-evento prepara o atleta para a competição, sendo imprescindível para uma técnica eficaz conhecer o tempo de reação necessário para cada esporte.

Outra consideração importante é se a massagem pré-evento deve ser administrada antes ou depois do aquecimento do atleta. Para determinar isso, o profissional precisa entender os efeitos psicológicos de um aquecimento adequado. Com frequência, os atletas balançam-se um pouco, realizam alongamentos simples e, então, afirmam que estão aquecidos; porém, o aquecimento apropriado aumenta os batimentos cardíacos do indivíduo, bem como amplia a frequência respiratória, eleva a temperatura do corpo e prepara os trajetos neurológicos para a atividade. Os melhores aquecimentos são os diretos, que envolvem realizar a atividade requerida pelo esporte em uma capacidade mínima. Um atleta, em geral, não está aquecido caso não esteja transpirando. A realização de um aquecimento adequado leva de 10 a 15 minutos.

Se os efeitos de um bom aquecimento são aumento dos batimentos cardíacos e da frequência respiratória e elevação da temperatura do corpo, o que aconteceria com esses efeitos se o atleta se deitasse durante 10 a 15 minutos enquanto recebe a massagem pré-evento? Eles seriam perdidos. Em função disso, a massagem pré--evento deve ser realizada antes do aquecimento na maioria dos casos.

Entrevista para a massagem pré-evento

Antes do início da massagem, o profissional deve conduzir uma breve entrevista; isso lhe permite ouvir a "tonalidade da voz" do atleta. Algumas pessoas ficam extremamente nervosas antes da competição e o profissional pode perceber o estado psicológico do entrevistado ouvindo como ele responde às perguntas; caso seja verificado que o atleta está ansioso, o profissional deve assegurar que a massagem pré-evento irá ajudá-lo a se preparar para a competição. A seguir, algumas perguntas comuns utilizadas na entrevista:

- **Você já recebeu massagem pré-evento?** Tal questionamento é feito para descobrir se o atleta sabe o que esperar de uma massagem, se possui alguma preferência em relação a ela, bem como quais as técnicas de massagem que está acostumado a receber e para qual parte do corpo quer que a direcione. Muitos atletas são supersticiosos. Podem ter uma camiseta favorita ou meias que usam para dar sorte, e suas rotinas pré-evento podem ser bastante específicas. Qualquer coisa que o profissional faça para mudar essa rotina pode ser interpretada pelo esportista como uma experiência negativa ou uma desculpa para um desempenho ruim.
- **Quanto tempo falta para a competição?** A massagem pré-evento deve ser realizada com tempo suficiente para que o atleta possa, posteriormente, aquecer-se de modo adequado antes da competição, uma vez que ela não substitui o aquecimento apropriado.
- **Em quais áreas do seu corpo você gostaria que eu me concentrasse?** Alguns esportistas querem apenas procedimentos menores antes de um evento, sua preocupação pode estar voltada a uma única parte ou área do corpo. Alguns minutos friccionando um ombro ou tornozelo ou ainda alongando o atleta pode deixá-lo satisfeito. O profissional pode ser a última pessoa a auxiliar o atleta momentos antes da competição; portanto, deve ter o cuidado de não exagerar na massagem.
- **Você consegue identificar as áreas do seu corpo que normalmente ficam mais tensas antes de competir?** Os atletas na maioria das vezes estão em sintonia com seus corpos e sabem exatamente o que os incomoda antes da competição, o que pode auxiliar o profissional quanto à região exata em que deve trabalhar.

O profissional deve iniciar o procedimento dizendo o seguinte: "se alguma coisa que eu fizer lhe causar desconforto, por favor, avise-me". Após isso, pode afirmar: "eu posso parar ou mudar o que estou fazendo porque meu objetivo principal é que você deixe a mesa de massagem sentindo-se da melhor maneira possível para a sua competição". Muitos atletas não sabem que podem opinar sobre o modo como estão sendo tratados; o profissional deve lhe assegurar que sua opinião é essencial para o tratamento, mas frequentemente ele não diz nada. Sem a participação do atleta, a eficácia da massagem pré-evento diminui.

O profissional deve encerrar a massagem com amplitude de movimentos ou alongamentos suaves para ajudar o atleta a se preparar para o aquecimento. As técnicas de massagem pré-evento auxiliam no aquecimento do tecido, no aumento do fluxo sanguíneo e na redução do desconforto antes do exercício. A amplitude de movimentos e os alongamentos preparam as articulações e os músculos para o movimento; a primeira reduz a tensão das articulações e ajuda a lubrificá-las, e os segundos ajudam a estender o tecido muscular, aumentar o fluxo sanguíneo e diminuir a tensão excessiva no interior dos músculos.

Foco da massagem pré-evento

Uma massagem pré-evento dura cerca de 10 a 15 minutos e, frequentemente, é administrada sobre as roupas. Enquanto realiza a massagem, o profissional deve estimular o atleta dizendo que ele parece muito bem, que seus músculos têm uma consistência boa e que está muito bem preparado para a competição; esse tipo de incentivo pode ser tão benéfico como a massagem. Se o atleta parecer ansioso, o profissional poderá incentivá-lo a conversar; contudo, deve desencorajá-lo a falar de forma negativa sobre si mesmo ou sobre a competição. Entendê-los é muito importante. Os competidores se preparam para eventos de maneiras diferentes: alguns gostam de ficar em silêncio, outros possuem muita energia devido à ansiedade e são falantes e ativos momentos antes da competição. O profissional precisa observar as necessidades de cada indivíduo e não interferir em seu processo de preparação.

O atleta deve deixar a mesa de massagem sentindo-se bem e preparado para competir, e não letárgico ou prestes a dormir; a massagem deve ser estimulante e ativa. O profissional deve trazer calor para o tecido superficial do corpo e aumentar o fluxo sanguíneo nos músculos mais profundos. Uma boa abordagem é passar as articulações por toda sua amplitude de movimentos, para aumentar a lubrificação, e, então, alongar os músculos suavemente.

Uma regra geral da massagem pré-evento é que quanto mais próxima ela for do momento da competição, menos invasiva deve ser. O profissional não pode correr o risco de lesionar ou estirar um músculo de um atleta minutos antes da atividade. A aplicação de uma massagem de tecido profundo ou alongamento intenso em um competidor logo antes da competição é muito arriscado para o corpo. Na maior parte das massagens pré-evento, não são aplicados óleos ou lubrificantes no corpo, pois isso pode obstruir os poros da pele, tornando difícil a transpiração do atleta. Em esportes do tipo luta greco-romana, um corpo oleoso pode dar ao adversário uma vantagem injusta.

É importante que o profissional tenha uma rotina pré-evento para a parte superior e para a inferior do corpo. A intenção ao se realizar uma massagem pré-evento não é aplicá-la ao corpo inteiro, mas sim direcioná-la aos músculos utilizados no esporte praticado pelo atleta. Uma massagem pré-evento da parte superior do corpo deve incluir as seguintes técnicas:

- Fricção para criar calor e aquecer o tecido superficial do dorso.
- Compressão para aumentar o fluxo sanguíneo nos músculos das costas e dos braços.
- Sacudidelas ou balanço dos braços e ombros para reduzir o excesso de tensão.
- Tapotagem para estimular os músculos do braço e do ombro.
- Amplitude de movimentos das articulações do braço e do ombro para aumentar ou reduzir a rigidez.
- Alongamento suave para preparar os músculos para o aquecimento.

Por sua vez, uma massagem pré-evento da parte inferior do corpo deve incluir as seguintes técnicas:

- Fricção para criar calor e aquecer o tecido superficial das pernas.
- Compressão para aumentar o fluxo sanguíneo nos músculos das pernas e do quadril.
- Sacudidelas ou balanço das pernas e do quadril para reduzir o excesso de tensão.
- Tapotagem para estimular os músculos das pernas e do quadril.
- Amplitude de movimentos das pernas e do quadril para reduzir a rigidez.
- Alongamento suave para preparar os músculos para o aquecimento.

Enquanto administra a massagem pré-evento, o profissional deve observar como o atleta está reagindo à técnica de massagem. O objetivo é deixá-lo pronto para uma competição esportiva. Essa massagem é realizada visando à estimulação e inspiração do atleta. Se ele está movimentando-se com facilidade e feliz, o profissional realizou um ótimo trabalho.

Descoberta de lesões

Ocasionalmente, quando está realizando uma massagem pré-evento, o profissional pode notar que o atleta está sentindo dor extrema ou apresenta uma lesão que pode impedi-lo de competir de maneira segura. Tal situação é complicada, pois o profissional quer ter uma relação aberta e de confiança com o atleta, porém, não quer que ele compita e acabe sofrendo uma lesão ainda mais grave. Antes de começar a administrar massagens nos atletas, deve-se desenvolver um sistema para lidar com tais situações.

Os formulários de avaliação são parte do sistema de triagem de dor e de lesões antes de os atletas receberem a massagem pré-evento. Observar como o competidor está movimentando-se ao chegar à mesa de massagem pode indicar possíveis problemas. A sua reação à técnica também é crucial; os sons produzidos pelo atleta enquanto recebe a massagem servem como indicadores; portanto, quando ouvir sons incomuns ou reações rápidas, o profissional deve questioná-lo.

Apesar de não possuir autoridade para impedir o indivíduo de competir, o profissional pode parar o tratamento em qualquer momento que achar que ele está sendo prejudicial ao atleta. Quando se está trabalhando para uma equipe esportiva ou médica, o profissional deve sempre consultar aqueles com maior autoridade quando surgem questões; deve estar preparado para explicar ao atleta que já está lesionado ou sentindo dor antes da competição que é provável que a situação somente se agrave. O profissional deve sempre fazer o melhor para o atleta.

CAPÍTULO 5

Planejamento da massagem pós-evento

O principal objetivo da massagem pós-evento é auxiliar o atleta no local do evento em sua recuperação depois de uma sessão de exercícios ou uma competição. Após semanas e meses de atividades contínuas, o estresse no seu corpo pode causar sobrecarga. Essa massagem entre as sessões de exercícios pode não apenas ajudar na recuperação do corpo do atleta, mas também criar um entusiasmo que pode prevenir a exaustão.

Tal massagem nunca deve interferir no desaquecimento do atleta. O seu andamento é muito mais lento que o da pré-evento. A massagem pós-evento se direciona aos músculos que o atleta utilizou em seu esporte; a ênfase deve ser voltada a acalmar o sistema nervoso e aplicar técnicas de rubor para auxiliar o corpo a retornar à homeostasia.

A massagem pós-evento deve iniciar com movimentos deslizantes leves, lentos e longos, que se tornam mais pesados à medida que o corpo do atleta se ajusta à pressão. É aplicado óleo ou creme conforme esses movimentos são realizados para facilitar a fricção na pele. No decorrer da redução da dor, manobras de amassamento são aplicadas para separar camadas de tecido e limpar os resíduos metabólicos; na sequência, são dadas manobras de compressão para expandir as fibras musculares e restabelecer o fluxo sanguíneo nos músculos; as manobras de alargamento são, então, realizadas para alongar e alargar os músculos doloridos e rígidos. Após a aplicação desses golpes, volta-se aos movimentos deslizantes longos para acalmar os músculos que foram massageados. Por fim, alongamentos suaves são aplicados aos músculos para melhorar o fluxo sanguíneo, restabelecer o comprimento do tecido, aliviar a dor e prevenir a rigidez das articulações após o exercício.

Precauções pós-evento

O profissional precisa ter muito mais habilidade para realizar a massagem pós-evento, em comparação com a pré-evento. Após o atleta ter completado a sessão de exercícios ou a competição, é preciso determinar se ele se encontra em um estado saudável o bastante para receber a massagem pós-evento. Na maioria das maratonas ou competições de triatlo, uma equipe médica está disponível para tratar os esportistas; diante de qualquer sinal de dificuldade física, o atleta deve ser levado ao local de atendimento médico. Somente após a sua liberação pela equipe médica, passado o período de desaquecimento, o profissional pode realizar a técnica. Nunca se deve permitir que o atleta saia diretamente da atividade para a mesa de massagem, em especial nos eventos de longa duração.

Os profissionais de massagem devem entender que sua função em um evento é providenciar massagens, e não serviços de emergência médica. Contudo, caso nenhum profissional médico esteja disponível em uma emergência, aqueles devem prestar os primeiros socorros até que cheguem os profissionais apropriados. Para tanto, deve-se ter treinamento em primeiros socorros, apesar de isso não ser um pré-requisito para a aplicação de massagens em eventos. Entretanto, o conhecimento de primeiros socorros e reanimação cardiopulmonar pode ser bastante útil no caso de emergências.

Os atletas com frequência sofrem de desidratação, hipertermia (muito calor acumulado no corpo) e hipotermia (calor insuficiente produzido pelo corpo) após uma competição. Cada uma dessas condições pode se tornar cada vez mais grave; portanto, o profissional precisa ser capaz de identificar os seus primeiros sinais. Em geral, os atletas que chegam para uma massagem pós-evento devem ser capazes de responder às questões sobre como estão se sentindo. Não devem estar com muito calor nem com muito frio e devem ser capazes de deitar e levantar da mesa de massagem sem grandes dificuldades.

Logística e armazenamento de registros

A massagem pós-evento inicia depois de os atletas terem concluído a competição. A pessoa que coordena essa massagem deve ter um sistema para lidar com a chegada dos atletas. Uma folha de registro ajuda a manter o local organizado. Os profissionais realizam a massagem conforme a ordem de chegada. Caso os atletas tenham de preencher um formulário de avaliação pós-evento, eles podem se registrar e, então, preencher tal formulário enquanto aguardam a sua vez.

A maioria dos formulários de massagem pós-evento inclui uma figura do corpo inteiro (ver formulário no Cap. 1) para que os atletas indiquem quais partes do corpo necessitam ser massageadas. O profissional deve observar como a figura foi marcada pelo atleta para determinar se iniciará a massagem em supino ou em prono. Se a parte posterior das pernas for marcada, deve iniciar em prono. Caso tenha marcado tanto a parte da frente como a de trás das pernas, deve começar em supino na mesa. Na massagem pós-evento, deve-se monitorar a condição física do atleta enquanto a administra. Posicionar o atleta em supino no início da massagem pós-evento, permite ao profissional comunicar-se com ele de modo mais eficiente e observar suas expressões faciais enquanto a técnica é administrada. Massagens pós-evento não devem ser dolorosas; portanto, deve-se observar sinais de que o procedimento esteja deixando o atleta desconfortável.

A importância do desaquecimento

Nas corridas de cavalos, o jóquei nunca leva o cavalo vencedor diretamente da linha de chegada para o círculo do vencedor. O animal sempre passa por um ciclo de desaquecimento. Levá-lo da posição de largada ao esforço total durante a corrida e, então, para uma parada súbita seria extremamente estressante para seu corpo. O mesmo vale para os seres humanos. Portanto, todos os atletas devem passar por um ciclo adequado de desaquecimento antes de receber a massagem pós-evento.

Os efeitos fisiológicos do desaquecimento são exatamente opostos aos do aquecimento. As frequências de batimentos cardíacos e respiratória e a temperatura devem reduzir de modo gradual. É altamente recomendada uma caminhada lenta acompanhada da ingestão de líquidos. Após a diminuição da frequência cardíaca e da temperatura do corpo, alongamentos leves podem ser aplicados para manter a flexibilidade. Algumas vezes um desaquecimento adequado é difícil de ser obtido quando a temperatura é muito quente ou fria. Os atletas precisam estar vestidos de maneira apropriada durante o desaquecimento. Por todas essas razões, os profissionais devem certificar-se de que eles não se dirijam diretamente para a mesa de massagem após a sessão de exercícios ou competição.

Entrevista para a massagem pós-evento

Antes do início da massagem pós-evento, deve-se observar o modo como o atleta se aproxima da mesa, com o objetivo de identificar qualquer sinal de que ele não esteja caminhando normalmente ou esteja sentindo alguma dor. Se o atleta completou o formulário de avaliação pós-evento, deve-se analisá-lo antes de começar a avaliação. Uma breve entrevista oral é realizada para que o profissional assegure-se de que o esportista pode responder às questões e ouvi-lo normalmente. O profissional deve fazer perguntas do tipo: como você se sente hoje? O que mais o está incomodando? Em qual parte do seu corpo você gostaria que eu concentrasse a massagem pós-evento?

O profissional deve, então, aconselhar o atleta sobre a posição correta na mesa de massagem. No início do procedimento, deve dizer: "Caso alguma coisa que eu faça lhe cause desconforto, por favor, avise-me". Ele também deve informar ao atleta que é importante que dê sua opinião enquanto a técnica estiver sendo administrada; o esportista pode informar se a pressão da massagem está muito profunda ou suave, se a técnica usada é dolorosa ou, ainda, qual a área do corpo que deve ser tratada. A comunicação entre o atleta e o profissional é essencial para uma massagem pós-evento eficaz.

Identificação de lesões simples

O diagnóstico de lesões ou a prescrição de tratamentos não fazem parte do escopo da prática de um massagista terapêutico; contudo, qualquer atleta que chega até um profissional para uma massagem pós-evento com sinais ou sintomas incomuns deve ser avaliado antes do início do procedimento. Caso o profissional tenha preocupações em relação à saúde de um esportista durante a avaliação pré-massagem, deve encaminhá-lo para o atendimento médico adequado. Nesses casos, lesões comuns incluem condições superficiais da pele (como inflamações, contusões e lacerações), entorses e estiramentos.

- **Inflamação** é uma resposta local à lesão celular. Pode ser identificada por vermelhidão, calor, dilatação capilar e infiltração de leucócitos, que é o acúmulo anormal de células no tecido. Tal condição é causada por dano no tecido, o qual não consegue manter sua estrutura apropriada. Por exemplo, capilares, ou pequenos vasos sanguíneos, os quais têm a função de levar pequenas quantidades de sangue para o tecido saudável, podem ser danificados por um trauma que causa a entrada de muito sangue em uma área do corpo, o que resulta em hematoma. A inflamação é uma resposta normal à reparação de lesões e serve como mecanismo de eliminação de agentes causadores de dor e também para iniciar o processo de reparo. Durante o processo inflamatório, a massagem pode ser aplicada para reduzir sua gravidade.
- **Contusões** são lesões que ocorrem nos tecidos abaixo da pele, com sangramento interno sem o rompimento da epiderme. Quando um músculo é danificado, com frequência pequenos vasos sanguíneos rompem-se, permitindo a entrada de sangue em espaços nos quais normalmente ele não é encontrado, o que causa contusões. São um problema, pois, quase sempre, não são visíveis, e a pressão da massagem aplicada nelas é dolorosa. Além disso, se as contusões são massageadas, podem ocorrer hematomas e solidificação do cálcio, o que provoca a formação de um forte enrijecimento no tecido muscular. Portanto, quando existem contusões, a massagem é contraindicada na área. O profissional deve senti-las ao pressionar o local onde se encontram, uma vez que este transmitirá uma sensação esponjosa de tumefação.

- **Lacerações** são rompimentos da epiderme. Cortes ou arranhões normalmente ocorrem durante atividades esportivas quando os competidores caem ou se chocam uns com os outros. A massagem nunca deve ser administrada sobre ferimentos abertos. No ciclismo, quando os atletas caem de suas bicicletas, sofrem o que é conhecido como queimadura por atrito, a qual provoca o rompimento da epiderme. Quando isso acontece, devem ser aplicados primeiros socorros básicos na área. O atleta que apresenta tal condição tem dificuldade de se deitar na mesa de massagem para receber a massagem pós-evento.
- **Entorses** e **estiramentos** constituem, logo depois das inflamações, contusões e lacerações, as lesões mais encontradas em atletas durante exercícios e eventos. Entorses são lesões que ocorrem nas articulações e, conforme vimos no Capítulo 3, estiramentos são lesões que ocorrem nos músculos e nos tendões. Em geral, tais problemas não acarretam risco de morte, mas podem ser extremamente dolorosos, sendo classificados em primeiro grau, segundo grau ou terceiro grau. Uma entorse ou um estiramento de primeiro grau é o mais moderado, enquanto um de terceiro grau é o mais grave.

  Uma vez que essas lesões não acarretam risco de morte, o profissional deve ser capaz de realizar exames simples das articulações ou dos músculos para avaliá-las; os musculares são realizados simplesmente pedindo-se ao atleta que contraia o músculo sob alguma resistência. Caso o músculo tenha um estiramento, o indivíduo sentirá um desconforto exatamente no local da lesão. Por sua vez, exames das articulações são realizados exercendo-se pressão na articulação em diversas direções. Ao conduzir o procedimento, o profissional costuma exercer tal pressão para determinar se ocorreu algum dano ao ligamento. Quando um músculo sofre estiramento, o atleta reclama de dor ao movimentar uma articulação. Já quando uma articulação sofre entorse, ele reclama de sua instabilidade. Em casos moderados de entorses e estiramentos, os atletas normalmente continuam atuando ou competindo. Após a ocorrência de uma lesão, deve ser aplicado DGCE o mais rápido possível.

Foco da massagem pós-evento

Esportistas que correm muito algumas vezes experimentam um estado de euforia extrema. Acredita-se que as endorfinas atuem como analgésicos naturais, e o corpo as produz em grande quantidade durante os exercícios físicos. Esses analgésicos naturais, junto com a temperatura elevada do corpo, provocam um entorpecimento no atleta. Portanto, imediatamente depois de terminarem uma sessão de atividades ou uma competição, eles não sentem tão bem o seu corpo como em outros momentos. Após ter tido a oportunidade de se desaquecer e descansar por um dia, o atleta fica muito mais consciente do estado dolorido de seu corpo. Por esse motivo, a massagem de tecido profundo não deve ser administrada durante a massagem pós-evento.

Atletas nessa situação são incapazes de expressar de maneira adequada sua opinião ao profissional em relação à pressão aplicada durante o procedimento. A massagem pode parecer boa no momento, mas causar danos a longo prazo.

Pesquisas já demostraram os problemas que os exercícios físicos podem causar aos músculos (microtraumas). Os filamentos de actina e miosina são o que chamamos de miofibrilas da fibra muscular; eles deslizam uns sobre os outros conforme o músculo se contrai. Além disso, são ligados às Linhas Z, as quais são aproximadas com a contração muscular (ver Fig. 5.1). Por exemplo, fotografias dos músculos de um maratonista antes da corrida mostram um arranjo normal dos filamentos actinomiosínicos e das Linhas Z; já as fotografias dos músculos após a corrida mostram rompimento das Linhas Z no tecido muscular devido aos danos das contrações. Ao tratar um corredor em uma massagem pós-evento, o profissional não consegue ver esse dano no tecido; contudo, o atleta definitivamente sente os microtraumas com as dores após o exercício.

Considerando-se que os atletas que completaram suas sessões de exercícios ou sua competição podem ter sofrido algum dano microscópico, as técnicas utilizadas na massagem pós-evento necessariamente diferem daquelas da massagem pré-evento. A pós-evento nunca deve ser dolorosa! Caso o atleta tenha participado de uma competição de longa duração, é provável que seu corpo esteja um pouco desidratado e seus músculos moderadamente inflamados. As técnicas de massagem pós-evento objetivam ajudar o corpo do esportista a se recuperar. A aplicação excessiva da massagem seria como fazer o corpo do atleta passar por outro exercício.

A massagem pós-evento não deve ultrapassar 30 minutos quando administrada imediatamente após a competição. Além disso, essa técnica é frequentemente administrada sobre as roupas, com óleo aplicado nos pés, nas pernas, nas costas, nos braços e nas mãos. O profissional busca direcioná-la para a área do corpo que mais ajuda na recuperação do indivíduo. Por exemplo, se o evento requer muita corrida, o

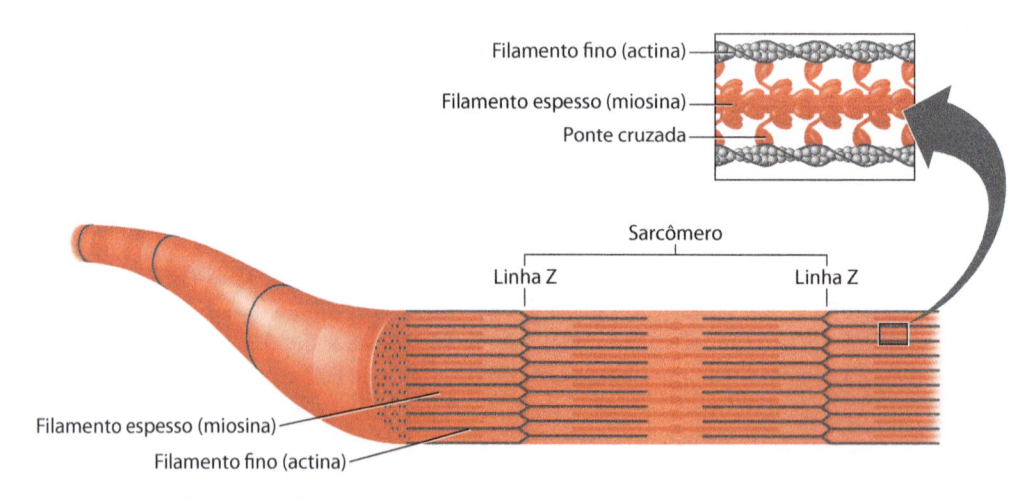

FIGURA 5.1 Filamentos de actina e miosina cruzam-se para criar as contrações musculares.

profissional deve direcionar as técnicas pós-evento para as pernas e o quadril, reservando cerca de cinco minutos para a parte da frente e de trás de cada perna. Os 10 minutos restantes devem ser reservados para massagear qualquer outra área solicitada pelo atleta.

O deslizamento compressivo é a primeira técnica que deve ser aplicada na massagem pós-evento, para reduzir a dor e a inflamação. Essa técnica reduz a estimulação excessiva dos nervos da área, aumenta a circulação no local – o que traz sangue novo para a área – e auxilia na drenagem linfática – o que estimula a remoção de fluidos e resíduos metabólicos. O deslizamento compressivo talvez seja a técnica mais eficaz que pode ser aplicada para acelerar o processo de recuperação de um atleta que participou de um evento de longa duração.

Após o deslizamento compressivo, a aplicação de manobras de amassamento permite uma transição suave. Conforme vimos no Capítulo 1, nessa técnica, o profissional pega o músculo e o ergue, enquanto com cuidado espreme e pressiona o tecido muscular. Quando os músculos ficam fatigados, começam a ocorrer espasmos, o que reduz seu comprimento e fluxo sanguíneo. Essa diminuição pode aumentar a dor após o exercício. A manobra de amassamento aplicada com uma quantidade confortável de pressão alivia o estímulo doloroso nos músculos. O efeito de erguer e espremer relaxa o tecido muscular e garante que não se formem aderências no interior do músculo ou entre um músculo e outro. Além disso, acredita-se que espremer o tecido muscular também cria uma ação de extração que ajuda na remoção de resíduos metabólicos do tecido.

Em seguida, são aplicadas técnicas de compressão no ventre dos músculos. As manobras de compressão são administradas aplicando-se pressão no ventre do músculo com a palma da mão. A palma é colocada sobre o músculo e pressionada para baixo, prendendo o ventre do músculo entre a palma e os ossos do corpo. Ao administrar essa técnica em músculos exaustos, o profissional deve tomar cuidado para evitar a aplicação de muita pressão, pois isso pode deixar o atleta extremamente desconfortável. O profissional deve sentir a resistência no interior do ventre do músculo em cada movimento. Acredita-se que a aplicação da técnica expanda as fibras musculares contraídas. A técnica de expansão das fibras restitui o tônus muscular apropriado (contração parcial contínua e passiva dos músculos), alivia o estímulo doloroso e aumenta o fluxo sanguíneo no ventre do músculo. Manobras de compressão são essenciais para acelerar a recuperação na massagem pós-evento.

Uma quarta técnica, as manobras de alargamento, pode ser aplicada como uma transição suave entre as manobras de compressão e uma aplicação final de deslizamento compressivo, que encerra a massagem pós-evento. As manobras de alargamento são aplicadas com as palmas de ambas as mãos centralizadas em uma extremidade, utilizando-se uma pressão crescente para baixo e para fora até que os músculos sob as mãos estejam achatados e expandidos. Acredita-se que esse movimento para baixo e para fora aumente a largura dos músculos que estão recebendo o tratamento, restabelecendo o seu comprimento natural depois de se terem contraído devido à fadiga e à dor após o exercício.

A última técnica utilizada na massagem pós-evento deve sempre ser o deslizamento compressivo. É ótima para ser utilizada ao final de um tratamento pós-evento, pois causa uma sensação de conforto e tranquilidade. Lembre-se de que o propósito do deslizamento compressivo é relaxar os nervos que se encontram excessivamente estimulados, bem como drenar os fluidos e restituir o fluxo sanguíneo dos músculos doloridos que estão em processo de desaquecimento.

Após o término da massagem pós-evento, deve ser administrado alongamento nas áreas massageadas. A técnica apropriada pode diminuir a dor muscular, restituir o fluxo sanguíneo no músculo e aumentar a amplitude de movimentos sem dor. O alongamento pós-evento nunca deve ser excessivo devido à condição de inflamação do tecido e à dor muscular. A queda da temperatura do corpo do atleta torna-se mais provável conforme o tratamento de massagem pós-evento demora mais tempo para ser aplicado. Por tal motivo, a massagem pós-evento não deve durar mais de 30 minutos. Quando a temperatura corporal do atleta diminui durante o processo de desaquecimento, o seu corpo normalmente se torna mais rígido e a movimentação fica mais difícil. O alongamento logo após a massagem pós-evento é administrado justamente para ajudar a reduzir a rigidez das articulações e a dor após o exercício.

Quando a massagem pós-evento é finalizada, uma breve entrevista deve ser conduzida e pode conter as seguintes perguntas: Como você está se sentindo? Eu tratei as áreas do seu corpo que o preocupavam mais? O profissional deve observar como o atleta está se movimentando ao sair da mesa de massagem. Após ficar deitado durante 30 minutos, o esportista precisa ativar os músculos outra vez. Algumas vezes ele sofre pequenos espasmos musculares ou cãibras quando sai da mesa. O profissional deve certificar-se de que ele pode se levantar e caminhar sem dificuldades. A massagem pós-evento pode ser encerrada com o agradecimento do profissional: "Obrigado por permitir que eu trabalhasse com você. Espero que o que eu fiz o tenha ajudado a sentir-se melhor".

Depois da massagem pós-evento o atleta deve se sentir recuperado, com menos dores musculares e com maior facilidade de movimentação. Quando refletimos sobre todas as mudanças fisiológicas que ocorrem no corpo humano durante o exercício, observamos que receber um tratamento de massagem pós-evento faz todo sentido.

Parte II

Aplicando técnicas de massagem

CAPÍTULO 6

Alongamento

O tratamento para dores lombares costumava ser repouso na cama – que consistia em deitar-se de costas, com os joelhos dobrados, durante algumas semanas; tal recomendação não é mais dada, pois os músculos tornam-se fracos, e as articulações enrijecem em decorrência da falta de atividade. De fato, isso é a principal causa para a diminuição da flexibilidade dos músculos e das articulações. O tecido conectivo, ou fáscia do músculo, é o que frequentemente restringe a flexibilidade muscular e a amplitude de movimentos da articulação. Com a inatividade, as camadas fasciais do músculo podem encurtar, impedindo-o de funcionar de forma apropriada. O alongamento pode restabelecer a elasticidade e a flexibilidade desse tecido permitindo que os músculos funcionem normalmente.

Outras causas comuns da redução da flexibilidade são a tensão crônica, as lesões e as doenças, incluindo a artrite. A tensão crônica é o excesso tensional que ocorre nos músculos por diversas razões. Transtornos emocionais podem aumentar a tensão muscular, bem como a sobrecarga e a lesão podem criar a tensão crônica. Tal condição pode tornar os músculos fibróticos provocando uma acumulação de aderências, as quais restringem a amplitude de movimentos. A tensão crônica também pode encurtar o tecido muscular e restringir o movimento das cápsulas articulares. Por sua vez, a lesão em uma articulação pode causar dano à cartilagem, o que bloqueia o movimento daquela. Já a artrite pode danificar a estrutura no interior da articulação, tornando o seu movimento doloroso. Todas essas condições devem ser levadas em conta antes que uma rotina de alongamentos intensa seja estabelecida.

Causas adicionais para a falta de flexibilidade incluem dor, pontos-gatilho, síndromes de sobrecarga, desidratação, má nutrição, má postura, problemas de circulação, estresse e infecções. Quando sinais de dor são recebidos no cérebro advindos de um músculo, aquele envia uma resposta motora para torná-lo tenso, prevenindo o movimento e, consequentemente, reduzindo a flexibilidade. Os pontos-gatilho se formam nas fibras musculares e as encurtam, diminuindo a flexibilidade do músculo. Por sua vez, a sobrecarga de um músculo aumenta a irritação, o que causa a elevação da tensão em seu interior. A falta de fluidos, ou desidratação, ocasiona espasmos ou cãibras no tecido muscular, diminuindo também sua flexibilidade. Já a má nutrição afeta os níveis de ATP (combustível dos músculos), que permite às fibras musculares soltarem-se da contração, reduzindo a flexibilidade. A má postura cria diferenças no comprimento dos músculos em volta das articulações, o que baixa o fluxo sanguíneo dos músculos e limita sua flexibilidade. Problemas de circulação diminuem o fluxo de oxigênio e nutrientes para os músculos e reduz a remoção de resíduos metabólicos, o que também afeta a flexibilidade. O estresse aciona no corpo o mecanismo de luta ou fuga, o que eleva a tensão muscular e reduz, consequentemente, a flexibilidade. Por fim, as infecções criam um desequilíbrio químico tóxico no tecido muscular, atingindo a flexibilidade de modo negativo.

Indicações de alongamento

Conforme vimos no Capítulo 3, cada músculo possui três camadas de tecido conjuntivo: epimísio, perimísio e endomísio. Após tais camadas, chega-se à articulação. A camada exterior da articulação é chamada de cápsula articular. Dentro dela encontram-se a membrana sinovial, o espaço articular, a cartilagem hialina e, então, o osso. Os ligamentos unem os ossos da articulação e previnem movimentos indesejados. Qualquer uma dessas camadas de tecido pode restringir a amplitude de movimentos de uma articulação e reduzir a flexibilidade.

Examinemos agora a terminologia básica do alongamento. **Alongamento** é o movimento do corpo ou de suas extremidades até o comprimento ou extensão máxima possível sem que seja causado dano ao tecido. O alongamento é um prolongamento do tecido em um lado da articulação. Cada articulação possui um limite em relação a quanto o tecido que a cruza pode ser alongado sem que ocorra uma lesão. É crucial para a eficácia da atividade que se tome cuidado com a quantidade de força aplicada.

A **flexibilidade** é a habilidade de músculos e articulações de se moverem sem problemas pela amplitude de movimentos completa. Todo movimento do corpo requer certa flexibilidade do músculo e da articulação. Cada articulação possui músculos em paralelo que a cruzam, e há desequilíbrios musculares normais neles, constatando-se que os de um lado da articulação são naturalmente mais fortes que os do lado oposto. A prática diária de alongamentos assegura que esse desequilíbrio muscular natural nas articulações permaneça em uma margem saudável de flexibilidade.

A **amplitude de movimentos** de uma articulação é a quantidade de deslocamento que pode ocorrer em um local em particular. É medida pela dimensão do movimento de uma articulação em relação aos graus de um círculo. Um aparelho chamado goniômetro – que consiste em um círculo com 360 graus e dois braços extensíveis – é utilizado para medir a amplitude de movimentos. Um braço do goniômetro é fixado e o outro se move com o movimento da articulação sendo medida. Quando o braço móvel para no limite de movimento da articulação, o número de graus entre os braços pode ser lido na base entre eles.

A **amplitude de movimentos anatômica** é o total de amplitude de movimentos possível na articulação. Sem conhecê-la, é impossível saber se a articulação possui restrições. Se você pedir a um atleta que vire sua cabeça o máximo que conseguir, o queixo deve ficar em linha reta com o ombro. Tal movimento é a amplitude de movimentos anatômica do pescoço. Caso o queixo pare um pouco antes de alinhar-se com o ombro, deve ser feita uma investigação sobre quais estruturas estão limitando a rotação completa do pescoço.

O alongamento dos músculos pode ser alcançado utilizando-se uma variedade de técnicas, incluindo o alongamento balístico (balanço), o alongamento estático (sustentação), o alongamento contração/relaxamento (contrair um músculo e, então, alongá-lo), bem como a inibição recíproca, que é a contração do músculo oposto ao que deve ser alongado. Muitos fisioterapeutas utilizam uma ou todas essas técnicas, dependendo do resultado terapêutico que querem obter. Vejamos com mais detalhes cada uma das técnicas de alongamento:

- O **alongamento balístico**, normalmente considerado o método menos eficaz, é alcançado pela realização de movimentos de balanço enquanto as articulações encontram-se na posição alongada. O músculo e os sistemas articulares do corpo possuem um mecanismo de proteção chamado de reflexo de estiramento (também conhecido como reflexo miotático). Quando uma articulação passa pela amplitude de movimentos, em algum momento o tecido sendo alongado começa a se sentir desconfortável. Isso é uma coisa boa! Tal desconforto protege o músculo e a articulação de uma possível lesão, pois, no geral, um alongamento que começa a provocar mal-estar é um aviso para que não se adicione mais pressão ou para que não se mantenha a posição estendida durante muito tempo. Os músculos suportam serem alongados apenas até certo ponto, e a uma velocidade confortável. Balançá-los rapidamente aciona o reflexo de estiramento, o que promove a contração do músculo que está sendo alongado. Essa ação confunde o cérebro, pois ele não sabe se os músculos envolvidos estão sendo alongados ou contraídos. Os movimentos de balanço podem provocar uma resposta brusca do músculo após ter sido alongado, levando a um estiramento.

- O **alongamento estático** é alcançado fazendo-se com que a articulação passe pela amplitude de movimentos e, após isso, segurando-a na posição alongada durante alguns segundos a minutos. Esse método de alongamento é muito utilizado. Os alongamentos de ioga são um exemplo de alongamento estático. Uma pessoa se move para uma posição de ioga até o limite de conforto e segura-a enquanto respira e relaxa. Alguns indivíduos consideram esse tipo de alongamento relaxante.

- O **alongamento contração/relaxamento** é realizado movendo-se a articulação para uma posição alongada e, então, contraindo-se os músculos que estão sendo alongados durante alguns segundos. Os músculos alongados são relaxados por um período e, após isso, a articulação é movida para uma nova posição que continua a alongá-los. A técnica de contração/relaxamento é útil em várias situações. Um músculo lesionado, em geral, é incapaz de se soltar completamente. A utilização do método de contração/relaxamento pode ajudar a reeducar as fibras musculares por meio da criação de tensão no interior do ventre do músculo e posterior alívio dessa tensão, com o objetivo de treinar o músculo novamente para alongar-se de modo mais eficaz.
- A **inibição recíproca** é atingida movendo-se a articulação para uma posição alongada e contraindo-se o músculo oposto àquele que está sendo alongado. Toda a amplitude de movimentos que uma articulação pode alcançar possui ao menos dois músculos envolvidos. Quando uma articulação passa pela amplitude de movimentos, os músculos em um lado dela se encurtam, enquanto os do lado oposto devem alongar-se. Ao se utilizar a técnica da inibição recíproca, os músculos antagonistas são conscientemente contraídos ao longo da articulação para aumentar o alongamento daqueles no lado oposto. A inibição recíproca pode ser empregada para reduzir cãibras. É um processo natural utilizado quando as articulações passam por amplitude de movimentos alternada.

Benefícios do alongamento

O corpo reage conforme a mente pensa. A principal razão para alongar é manter uma atitude mental positiva. A maior parte dos atletas lida com o estresse diariamente. A reação natural a ele é respirar de modo superficial e contrair o corpo. O acúmulo de tensão nos músculos dos atletas cria uma resistência maior no interior do corpo. A redução dessa tensão aumenta a facilidade com que as articulações se movem pela amplitude completa de movimentos.

Músculos saudáveis devem ser elásticos, alongar-se e contrair-se de modo eficaz. O comprometimento com uma rotina diária de alongamentos ajuda a reduzir os efeitos do estresse no corpo e aumentar a probabilidade de que os músculos permaneçam saudáveis. Quanto melhor a saúde muscular, maior a rapidez e força com que se contraem, o que acaba melhorando o desempenho do indivíduo. O atleta que adota uma rotina diária de alongamento aprende a usufruir dessa atividade, pois o faz sentir-se melhor. Quando os resultados são sentidos, torna-se bem mais fácil comprometer-se com uma rotina diária de alongamento.

A aplicação do alongamento muda de acordo com o propósito. Aquele voltado para a massagem pré-evento tem o intuito de ajudar no aquecimento do atleta. Por sua vez, o pós-evento visa à prevenção da tensão excessiva e da dor após o exercício.

Por fim, o alongamento para recuperação de lesão objetiva a redução das cãibras, o restabelecimento da circulação e a reeducação do sistema nervoso do músculo. A massagem pré-evento, empregada para auxiliar o atleta em seu aquecimento, deve sempre incluir o alongamento terapêutico. O aquecimento aumenta a temperatura do corpo, o que permite ao músculo alongar-se com mais facilidade. A massagem pré-evento e o alongamento reduzem as chances de o atleta sofrer uma lesão durante a competição. A pós-evento também deve incluir alongamentos, devido à dor muscular após a atividade. Durante a realização de exercícios, o acúmulo de ácido láctico e outros resíduos metabólicos deixa a musculatura dolorida e rígida. Alongar ajuda a aumentar os fluxos de sangue e oxigênio dos músculos, intensificando o processo de organização.

Quando um atleta sente dor após a ocorrência de uma lesão seu cérebro automaticamente contrai a área lesionada. Tal processo é conhecido como restrição. Uma vez que o cérebro não gosta de sentir dor, tenta restringir os movimentos na região afetada. Essa imobilização reduz os fluxos de sangue e oxigênio no local, bem como limita a amplitude de movimentos. Por sua vez, o alongamento suave das áreas de dor aumenta os fluxos de sangue e oxigênio, auxiliando o processo de cura. Em um contexto de reabilitação, dois dos objetivos mais importantes são aumentar a amplitude de movimentos e diminuir a dor que o atleta está sentindo. Os atletas percebem, imediatamente após o tratamento, quando podem mover-se com menos dor, assim como se a amplitude de movimentos de uma articulação melhorou, permitindo sua movimentação normal. São esses resultados que fazem com que o esportista continue voltando para o tratamento até que não seja mais necessário.

O alongamento também propicia aos atletas benefícios mentais e pode aprimorar a longevidade. Quando o fazem, sentem-se melhor e apreciam muito mais suas

Respire fundo

Respirar de forma adequada é importante para quase todas as funções do corpo humano. Trazer oxigênio para o corpo enquanto alonga ajuda a pessoa a relaxar. Músculos rígidos restringem os capilares que levam sangue até a musculatura. A inspiração traz mais oxigênio para os pulmões, onde ele pode ser recolhido pelo sangue e levado aos músculos.

Aprender a respirar fundo e de maneira relaxante enquanto o alongamento é realizado demanda muita concentração, em especial no início. Muitos indivíduos tendem a segurar a respiração conforme sentem que a articulação passa pela amplitude de movimentos e os músculos começam a se alongar. A reação comum do atleta ao ser alongado é antecipar essa sensação e se proteger em relação a um possível alongamento excessivo, segurando a respiração e tensionando os músculos que estão sendo alongados. Uma abordagem muito mais eficaz consiste em inspirar antes do alongamento e expirar após a articulação passar pela amplitude de movimentos, conforme os músculos começam a se alongar. Os atletas devem aprender a se soltar, possibilitando um alongamento eficaz.

atividades, o que os leva a competir em seu melhor desempenho. Atletas que participam de uma rotina diária de alongamento desfrutam de uma vantagem psicológica sobre aqueles que não a realizam. Em geral, eles perdem um pouco de velocidade e força conforme envelhecem. Esta é produzida pelo comprimento da contração das fibras musculares e pelo número delas se contraindo. Uma prática regular de alongamento pode sustentar as proporções máximas de comprimento dessas fibras. Aqueles que têm uma rotina diária de alongamento garantem uma carreira mais longa e mantêm níveis de desempenho excelentes ao longo de suas carreiras.

Treinamento consistente

A contração e a inibição muscular são funções cooperativas dos sistemas nervoso e muscular. A lei da facilitação determina que após um estímulo passar por certo conjunto de neurônios, em detrimento de outros, o estímulo seguinte continuará pelo mesmo caminho. Quanto maior a frequência com que um estímulo passa por um caminho, menor a resistência que ele enfrenta. Essa relação é referida na máxima "A prática leva à perfeição". Qualquer comportamento, bom ou ruim, ao ser repetido várias vezes, torna-se cada vez mais fácil de ser realizado; portanto, aprender a se alongar corretamente requer prática. Se o método de alongamento certo é praticado com frequência, a resistência à eficácia da técnica reduz de modo natural.

Aumentar e manter a amplitude de movimentos das articulações é o principal objetivo de uma boa rotina de flexibilidade. Para alcançar isso, os atletas necessitam de um método sistemático para mover cada articulação por toda sua amplitude de movimentos. Em seguida, precisam repetir tais movimentos inúmeras vezes enquanto se concentram em respirar e relaxar ao mesmo tempo. Quanto mais o praticam, mais fácil se torna. Uma flexibilidade excelente é obtida apenas por meio do comprometimento com a prática diária.

Muitos esportistas são muito flexíveis em algumas amplitudes de movimentos de determinadas articulações, mas nem tanto em outras. A tendência da maioria dos atletas é treinar as amplitudes de movimentos com as quais não têm problemas e evitar as demais. No entanto, atletas inteligentes procuram trabalhar justamente aquelas nas quais têm dificuldades, de modo a treinar sua movimentação por meio da repetição até que controlem os movimentos mais difíceis.

Alongamento ativo isolado

Antes de os atletas iniciarem o alongamento, devem realizar atividades de aquecimento. Lembre-se de que o seu propósito é elevar a temperatura do corpo, aumentar a frequência respiratória, melhorar a circulação e preparar os caminhos neurais. Uma forma eficaz de aquecimento é exercitar-se em uma bicicleta ergométrica até o início da transpiração (no geral, cerca de 10 minutos).

Três conceitos fundamentais são importantes para a aplicação do alongamento ativo isolado: identificar, isolar e intensificar. O primeiro passo para uma técnica eficaz é identificar os músculos que devem ser alongados. O segundo passo é colocar o atleta em uma posição propícia para o isolamento dos músculos escolhidos para o alongamento. Por fim, o terceiro passo é intensificar a atividade necessária para alcançar o alongamento ideal do músculo selecionado.

Os atletas podem realizar sozinhos quaisquer dos alongamentos descritos neste capítulo (começando na p. 84). São dadas as informações necessárias para que eles mesmos realizem cada alongamento de maneira correta. Contudo, um profissional ou outro esportista que sirva de parceiro pode fornecer assistência durante os alongamentos. O alongamento assistido funciona muito bem, pois a outra pessoa pode observar a posição do corpo do atleta e adicionar um alongamento extra ao final das amplitudes de movimentos. O atleta e o indivíduo que o está assistindo precisam ter uma boa comunicação. O tempo dos movimentos e a quantidade de força utilizada devem ser apropriados. Atletas e profissionais não podem esquecer de que os músculos são mais vulneráveis a lesões ao final de um alongamento.

Como exemplo desse alongamento, utilizaremos a elevação da perna estendida para revisar os passos do alongamento ativo isolado. Tal elevação é realizada na posição supina com a elevação da perna em direção à cabeça e o joelho estendido. Conforme vimos, o primeiro passo da técnica ativa isolada é identificar quais músculos serão trabalhados. A elevação da perna estendida alonga os músculos isquiotibiais. O segundo passo é colocar o atleta na posição mais eficaz para o alongamento dos músculos escolhidos; para os isquiotibiais, é a supina. Os músculos nunca devem ser alongados em uma posição de suporte de peso, pois não podem, ao mesmo tempo, alongar-se e contrair-se. O atleta deve expirar ao realizar a atividade. Ele não deve contrair excessivamente os músculos do quadríceps para manter o joelho travado, assim como não deve forçar a perna para a frente para alongar os músculos isquiotibiais. Um esforço muito intenso pode causar estiramento, anulando o propósito do alongamento.

O terceiro passo é intensificar a atividade para alcançar o alongamento ideal. O profissional ou parceiro de atividade deve guiar a articulação do quadril do atleta ao longo de sua amplitude de movimentos, e adicionar cerca de 1 kg de pressão ao final desta. O profissional deve trabalhar a articulação do atleta para que ela passe por uma amplitude de movimentos que alongue a musculatura até o limite da sensação de conforto, a qual ocorre ao final do movimento, em que a sensação é a de que ainda há mais espaço para o alongamento muscular. Nesse ponto, o indivíduo deve estar expirando. Nunca se deve forçar o alongamento de um músculo.

Os músculos isquiotibiais devem ser mantidos na posição alongada por não mais do que dois segundos. Após isso, o profissional ou parceiro ajuda o atleta a retornar sua perna para a posição de descanso na mesa de massagem. Com a perna nessa posição, o indivíduo deve inspirar, enquanto o profissional sacode a perna que foi alongada, para certificar-se de que não se reteve a tensão. A sacudida funciona bem nos braços e nas pernas para relembrar ao atleta que deve soltar a tensão e relaxar os músculos que estão sendo alongados entre as repetições. A elevação da perna estendida deve ser realizada com uma série de 8 a 10 repetições; atletas em boas condições físicas podem realizar três séries de alongamentos (de 8 a 10 repetições) para cada grupo de músculos.

Para uma rotina de alongamentos eficaz, cada amplitude de movimentos de todas as articulações do corpo deve ser alongada tantas vezes quanto for necessário para manter a amplitude total. Os músculos que necessitam de melhor flexibilidade devem ser priorizados. Nunca se deve submetê-los a um alongamento excessivo, em particular aqueles que sofreram lesão recentemente. O profissional ou parceiro deve sempre observar as reações do atleta à aplicação da técnica; se esta se tornar dolorosa, deve ser descontinuada, e a sua aplicação, reavaliada.

Alongamentos para o pescoço

Para alongar o pescoço, o atleta inicia em pé e se inclina para a frente, com os joelhos levemente dobrados e as mãos neles para suporte. Para aquecer o pescoço, o indivíduo move sua cabeça para os lados em círculos, realizando de 8 a 10 círculos em cada direção.

Flexão cervical

O atleta baixa o queixo e tenta tocá-lo no peito; coloca suas mãos na parte de trás da cabeça e contrai os músculos na frente do pescoço, aproximando o queixo do peito. Após isso, puxa suavemente a parte de trás da cabeça com as mãos, para aumentar a amplitude de movimentos. A posição de alongamento é mantida por dois segundos e, então, o atleta levanta seu queixo até estar olhando diretamente para a frente. Deve completar de 8 a 10 repetições.

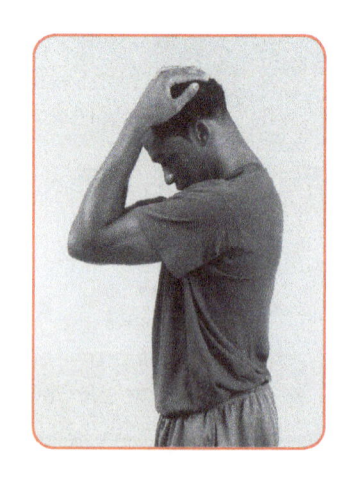

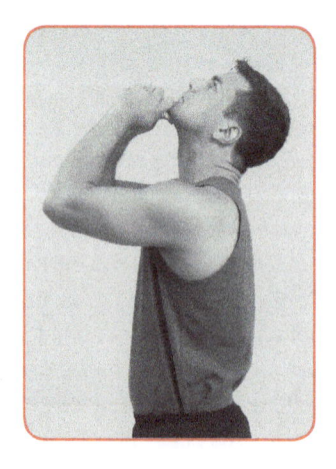

Extensão cervical

O atleta posiciona suas mãos sob o queixo e contrai os músculos na parte de trás do pescoço, de maneira que sua cabeça se movimente para cima, em uma posição na qual ele olha para o teto. O atleta pressiona suavemente suas mãos para cima, aumentando assim a amplitude de movimentos, segura a posição durante dois segundos e retorna a cabeça para a posição em que olha diretamente para a frente. Se esse alongamento causar dor ou desconforto, deve ser interrompido. Devem ser realizadas de 8 a 10 repetições.

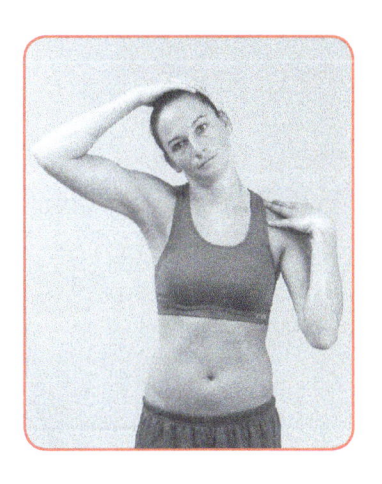

Flexão lateral

O atleta tenta encostar a orelha no ombro do mesmo lado. Coloca a mão na parte superior do lado oposto da cabeça e ajuda a estender o alongamento. Nessa técnica, a contração dos músculos laterais do pescoço aproxima a orelha do ombro. O atleta mantém a posição alongada por dois segundos e, então, retorna a cabeça para a posição inicial. Ele deve completar de 8 a 10 alongamentos em um lado e, então, realizar de 8 a 10 alongamentos do lado oposto.

Rotação cervical

O atleta gira o queixo em direção a um ombro, coloca a mão do mesmo lado no queixo, a oposta na parte posterior da cabeça, e utiliza as duas mãos para auxiliar a rotação do pescoço para aquele lado. Ele mantém o alongamento durante dois segundos e, então, retorna a cabeça para a posição inicial. Deve realizar o alongamento de 8 a 10 vezes em cada lado.

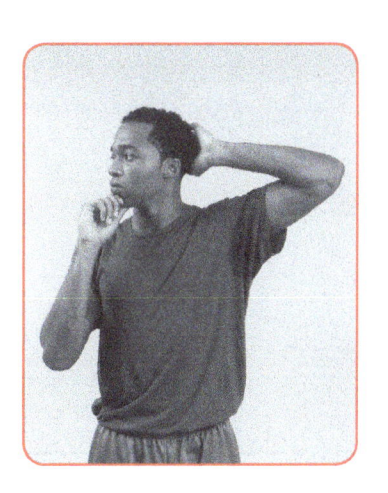

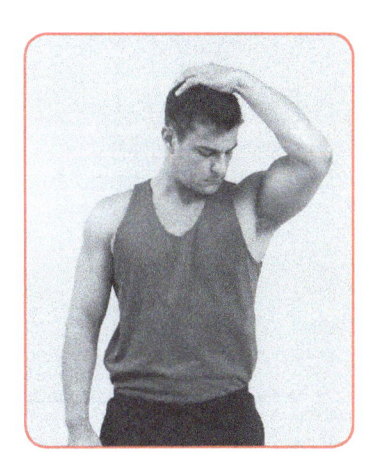

Flexão cervical com rotação de 45 graus da cabeça

O atleta gira a cabeça 45 graus para um lado e utiliza os músculos da frente do pescoço para flexioná-lo. Ele coloca uma mão no topo da cabeça e puxa suavemente o pescoço em direção ao peito durante dois segundos, retornando, após isso, à posição inicial. Devem ser realizadas de 8 a 10 repetições em um lado e, então, alongar de 8 a 10 vezes o lado oposto.

Hiperextensão cervical com rotação de 45 graus da cabeça

O atleta coloca a mão sob o queixo correspondente ao lado do pescoço a ser alongado. Ele gira a cabeça em um ângulo de 45 graus, estende o pescoço para trás, segura a posição durante dois segundos e, então, retorna à posição inicial. O atleta deve realizar de 8 a 10 repetições em um lado e, então, alongar de 8 a 10 vezes o lado oposto.

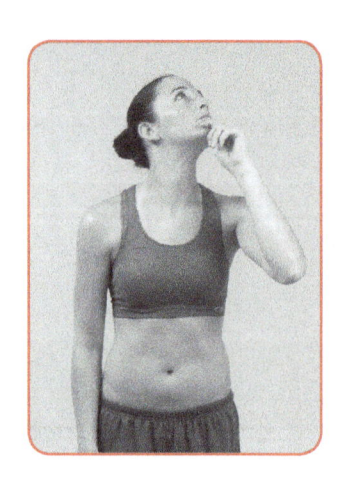

Alongamentos para os ombros

Para aquecer os ombros, o atleta inicia em pé e inclina-se para a frente com os joelhos um pouco dobrados. Ele realiza a circundução dos ombros curvando-se para a frente e fazendo círculos com os braços suavemente, completando de 8 a 10 círculos em direções alternadas.

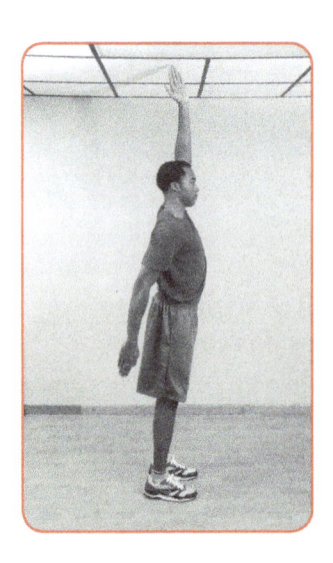

Alongamentos de flexão de um braço e extensão do braço oposto

O atleta fica em pé, com os braços relaxados ao lado do corpo; sem dobrar os cotovelos, eleva um dos braços acima da cabeça e, ao mesmo tempo, move o máximo possível o outro para trás. Ele mantém cada braço na posição alongada durante dois segundos, retorna os braços para o lado do corpo, move-os na direção oposta e mantém essa posição por mais dois segundos. O alongamento deve ser repetido de 8 a 10 vezes em ambas as direções.

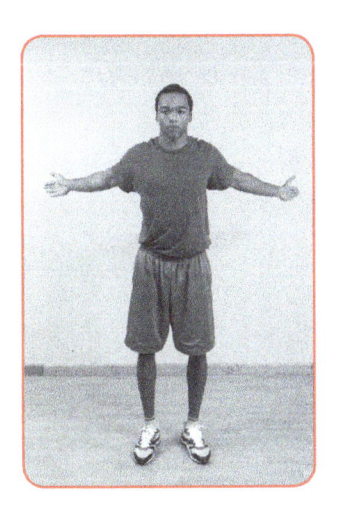

Alongamento peitoral com os braços estendidos

O atleta inicia em pé, com os braços estendidos para a frente, nivelando-os com os ombros, e com as palmas das mãos juntas. Mantendo os braços estendidos, ele afasta as mãos o máximo possível enquanto contrai os músculos oponentes, segura a posição alongada por dois segundos e, então, retorna os braços à posição inicial. Devem ser realizadas de 8 a 10 repetições.

Alongamento peitoral com os braços estendidos em um ângulo de 45 graus acima dos ombros

O atleta se posiciona em pé, com os braços estendidos em um ângulo de 45 graus acima do nível dos ombros e com as palmas das mãos juntas. Ele afasta os braços o máximo possível enquanto contrai os músculos oponentes, mantém a posição alongada por dois segundos e, após isso, retorna os braços para a frente do corpo. Devem ser realizadas de 8 a 10 repetições.

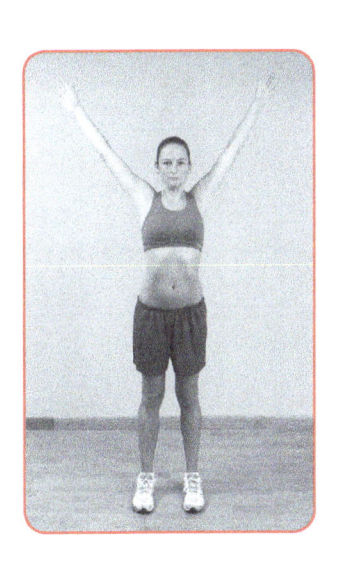

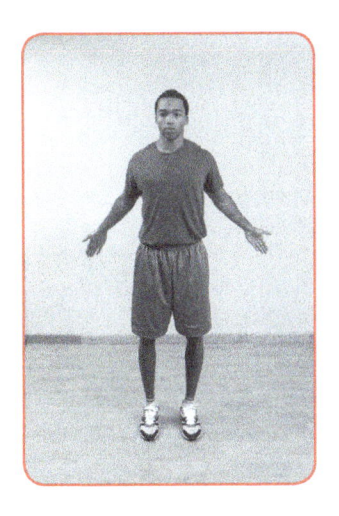

Alongamento peitoral com os braços estendidos em um ângulo de 45 graus abaixo dos ombros

O atleta fica em pé, com os braços estendidos em um ângulo de 45 graus abaixo do nível dos ombros e com as palmas das mãos juntas. Ele afasta os braços o máximo possível enquanto contrai os músculos oponentes, mantém a posição alongada por dois segundos e, após isso, retorna os braços para a frente do corpo. Devem ser realizadas de 8 a 10 repetições.

Alongamento em extensão do braço

O atleta se posiciona em pé, com os braços ao lado do corpo. Ele os move para trás do corpo o máximo possível, sem que os cotovelos se dobrem, e mantém a posição alongada por dois segundos. Deve realizar de 8 a 10 repetições.

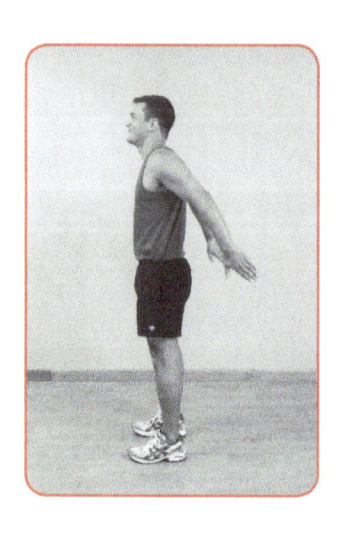

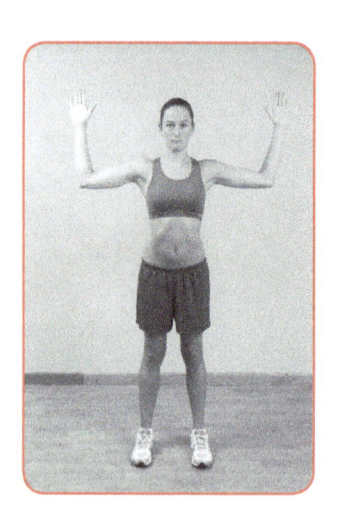

Alongamento do rotador medial do ombro

O atleta fica em pé, com os braços estendidos para a frente, na altura dos ombros. Ele dobra os cotovelos em um ângulo de 90 graus, com as palmas das mãos viradas para a frente, roda os ombros externamente o máximo possível e mantém a posição alongada por dois segundos. Deve realizar de 8 a 10 repetições.

Alongamento do rotador lateral do ombro

O atleta se posiciona em pé, com os braços estendidos para a frente, na altura dos ombros. Ele dobra os cotovelos em um ângulo de 90 graus, com as palmas das mãos viradas para trás, roda os ombros internamente o máximo possível e mantém a posição alongada por dois segundos. Devem ser realizadas de 8 a 10 repetições.

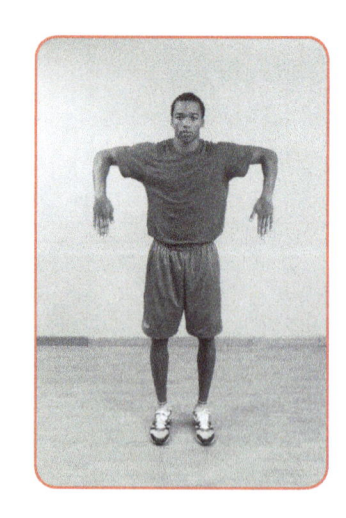

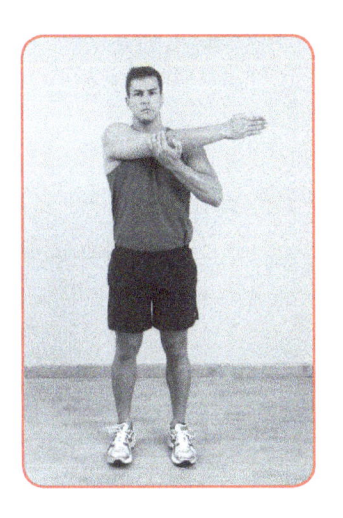

Alongamento posterior do ombro

O atleta se posiciona em pé, com um braço para a frente, na altura do ombro, e movimenta-o em direção ao ombro oposto, pressionando-o contra o peito. Com a outra mão, auxilia o alongamento pressionando a parte de trás do cotovelo do braço estendido. Os ombros devem ser mantidos nivelados de um lado ao outro durante todo o exercício. A posição alongada é mantida por dois segundos. O atleta deve realizar o alongamento de 8 a 10 vezes em cada lado.

Alongamento lateral do ombro

Em pé, o atleta move o máximo possível um braço erguido para trás da cabeça. O alongamento é auxiliado puxando-se o cotovelo com a mão oposta. Após manter a posição alongada durante dois segundos, ele retorna o braço para a posição inicial. O atleta deve realizar o alongamento de 8 a 10 vezes em cada lado.

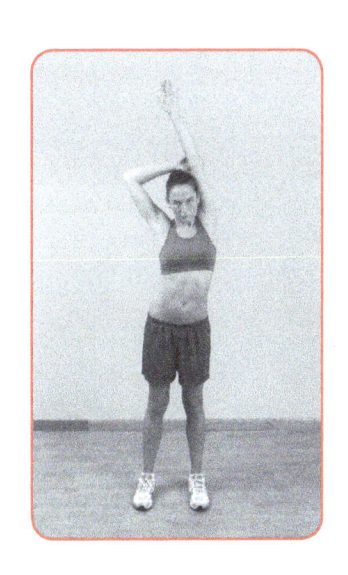

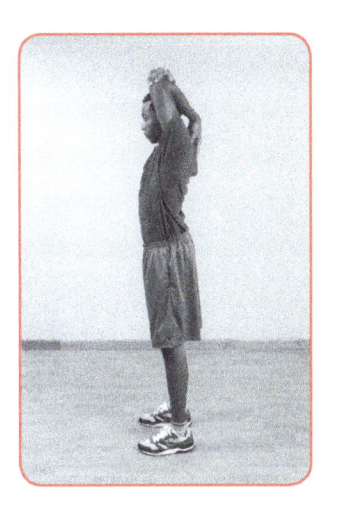

Alongamento do tríceps

O atleta se posiciona em pé, com um braço erguido e com a palma da mão para cima. Ele flexiona o cotovelo até que sua mão descanse sobre o ombro e o cotovelo aponte diretamente para a frente. Com a mão oposta, ergue devagar o cotovelo flexionado e o puxa para trás o máximo possível, mantendo a posição alongada por dois segundos. Ele deve completar de 8 a 10 alongamentos com cada braço.

Toque das mãos posterior

O atleta fica em pé, ergue um braço diretamente acima do ombro e dobra o cotovelo atrás da cabeça, com a palma da mão virada para o corpo. Após isso, ele move o braço oposto para trás das costas, com o cotovelo dobrado e a palma da mão virada para fora, e tenta tocar as duas mãos atrás das costas. Se ele for suficientemente flexível, as mãos podem juntar-se na altura dos dedos. O atleta deve completar de 8 a 10 alongamentos para cada posição dos braços.

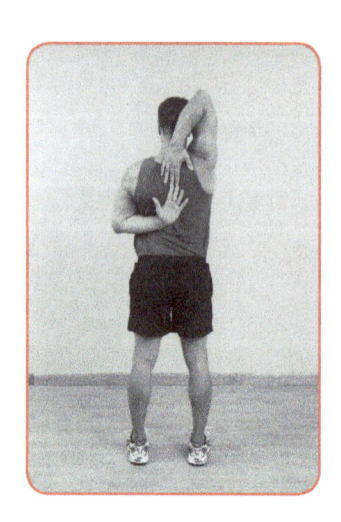

Alongamentos para o punho e cotovelo

Muitos esportes provocam estresse nos punhos e nos cotovelos devido ao lançamento de bolas ou uso de tacos ou raquetes. Alongar os punhos pode aliviar parte da dor e rigidez dos músculos do antebraço. Cotovelo de golfista e cotovelo de tenista são síndromes de sobrecarga comuns dos músculos do antebraço, as quais respondem bem ao alongamento após o estágio agudo da lesão ter passado.

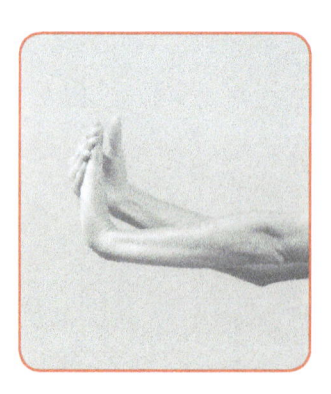

Alongamento dos flexores do punho

O atleta estende um braço para a frente, na altura do ombro, com a palma da mão para baixo e os dedos retos. Ele dobra o punho para cima e para trás, utilizando a outra mão para puxar suavemente os dedos da que está estendida para trás, auxiliando o alongamento. Após isso, mantém a posição alongada durante dois segundos e, então, retorna o punho para a posição inicial. O atleta deve completar de 8 a 10 alongamentos para cada braço.

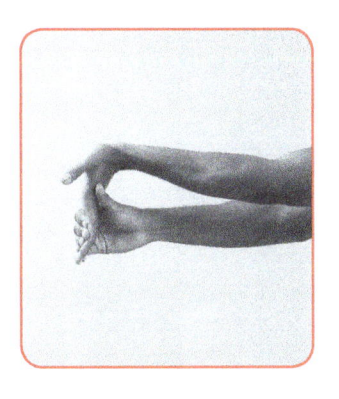

Alongamento dos extensores do punho

O atleta estende um braço para a frente, na altura do ombro, com a palma da mão para cima e os dedos retos. Ele dobra o punho para baixo e para trás, utilizando a outra mão para puxar suavemente os dedos da que está estendida para trás, auxiliando o alongamento. Após isso, mantém a posição alongada durante dois segundos e, então, retorna o punho para a posição inicial. O atleta deve completar de 8 a 10 alongamentos para cada braço.

Alongamento dos adutores do punho

O atleta dobra um cotovelo em um ângulo de 90 graus, com a palma da mão virada para dentro. Com a outra mão, move o punho para cima até que ele pare. Após isso, mantém a posição alongada por dois segundos e, então, retorna o punho para a posição inicial. O atleta deve completar de 8 a 10 alongamentos para cada punho.

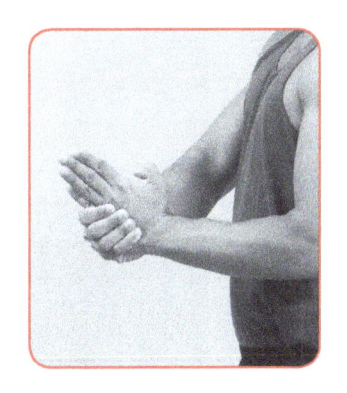

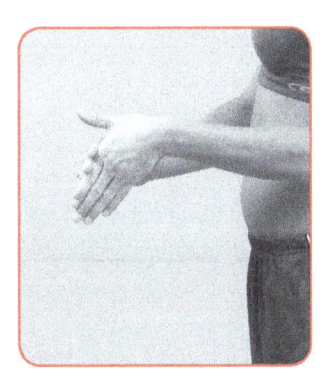

Alongamento dos abdutores do punho

O atleta dobra um cotovelo em um ângulo de 90 graus, com a palma da mão virada para dentro. Com a outra mão, move o punho para baixo até que ele pare. Após isso, mantém a posição alongada por dois segundos e, então, retorna o punho para a posição inicial. O atleta deve completar de 8 a 10 alongamentos para cada punho.

Alongamento dos supinadores do punho

O atleta inicia com um braço ao lado do corpo, com o cotovelo dobrado em um ângulo de 90 graus e com a palma da mão virada para cima. Com os dedos da outra mão, ele segura a que está sendo alongada no lado do polegar e gira o punho em direção oposta ao corpo, mantendo a posição de alongamento por dois segundos. O atleta deve completar de 8 a 10 alongamentos para cada mão.

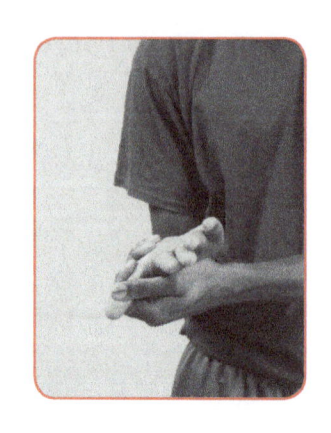

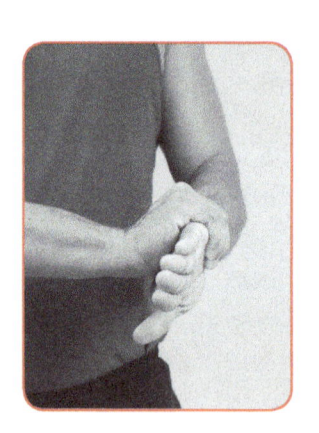

Alongamento dos pronadores do punho

O atleta inicia com um braço ao lado do corpo, com o cotovelo dobrado em um ângulo de 90 graus e com a palma da mão virada para baixo. Utilizando os dedos da outra mão, ele segura a que está sendo alongada no lado do dedo mínimo e gira o punho em direção ao corpo, mantendo a posição de alongamento por dois segundos. O atleta deve completar de 8 a 10 alongamentos para cada mão.

Alongamentos para as costas

Uma das reclamações mais comuns dos atletas é a dor na região lombar. Músculos rígidos nessa região forçam o esportista a compensar o problema por meio da sobrecarga dos músculos das pernas e dos braços. O alongamento dos músculos da região lombar protege as costas e previne lesões que podem ocorrer quando outros músculos do corpo precisam compensar aqueles.

Alongamento joelho-tórax com uma perna

O atleta se deita no chão em supino e eleva um joelho em direção ao tórax o máximo possível sem que se sinta desconfortável. Ele coloca as duas mãos sobre o joelho e o puxa em direção ao tórax, mantendo a posição alongada por dois segundos. O atleta deve completar de 8 a 10 alongamentos para cada perna.

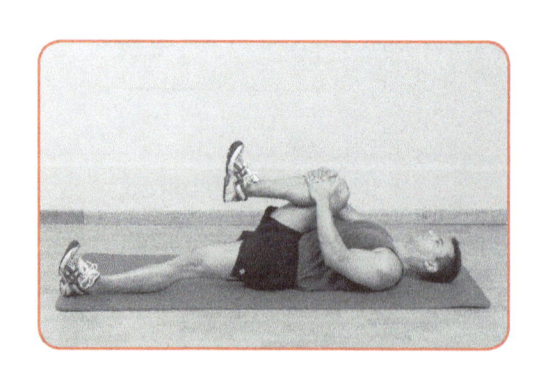

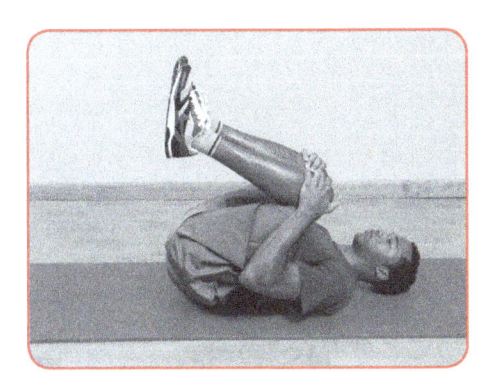

Alongamento joelho-tórax com as duas pernas

O atleta se deita no chão em supino e eleva os dois joelhos em direção ao tórax o máximo possível sem que se sinta desconfortável. Com uma mão sobre cada joelho, ele os puxa em direção ao tórax, mantendo a posição alongada por dois segundos. Deve completar de 8 a 10 alongamentos.

Alongamento de flexão do tronco com os joelhos dobrados

O atleta senta-se na borda de uma cadeira com os pés no chão e afasta as pernas aproximadamente na largura dos ombros. Ele se inclina para a frente, coloca as mãos sobre os pés e solta a cabeça entre as pernas o máximo possível sem que se sinta desconfortável. Após isso, mantém a posição alongada por dois segundos e, então, retorna para a posição inicial. Deve completar de 8 a 10 alongamentos.

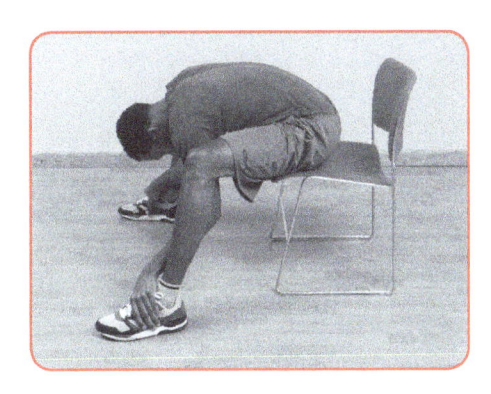

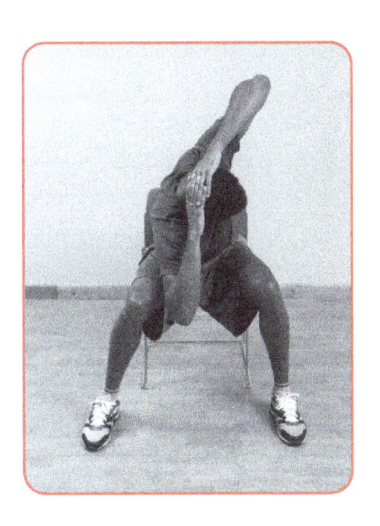

Alongamento de rotação do tronco

O atleta inicia sentado na borda de uma cadeira, afastando as pernas aproximadamente na largura dos ombros e com as mãos atrás da cabeça. Ele gira o tronco, inclina-se para a frente e solta a cabeça entre as pernas o máximo possível sem que se sinta desconfortável. Após isso, mantém a posição alongada por dois segundos e, então, retorna para a posição inicial. Deve realizar de 8 a 10 repetições em cada lado.

Alongamento de inclinação lateral da parte externa do tronco

Em pé, o atleta desliza uma mão para baixo pela lateral da perna o máximo possível e ergue o braço oposto sobre a cabeça. Após isso, mantém a posição alongada por dois segundos e, então, retorna para a posição inicial. O atleta deve realizar de 8 a 10 repetições para cada lado.

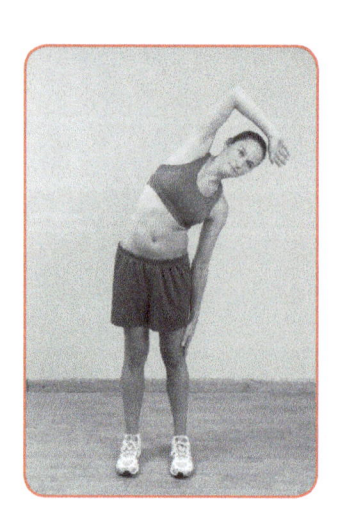

Alongamentos para o quadril e joelho

O joelho é a articulação mais complexa do corpo. Ele deve flexionar-se, estender-se e rotar sem restrições, em qualquer esporte que exija corrida. Por sua vez, restrições nos músculos do quadril podem afetar os joelhos. Assim, o alongamento dos músculos em torno do quadril e dos joelhos ajuda a prevenir lesões.

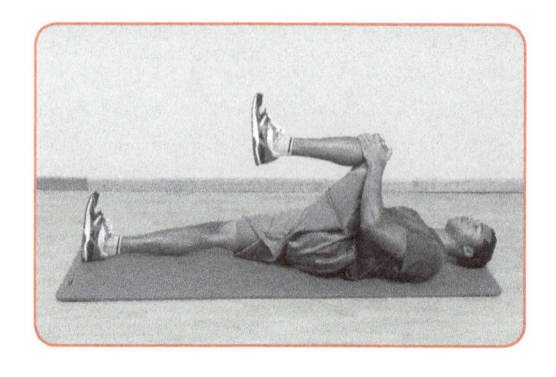

Alongamento do glúteo máximo

Em supino, com uma perna estendida sobre o chão, o atleta eleva a coxa da outra perna em um ângulo de 90 graus e flexiona o joelho, também em 90 graus; essa coxa deve ficar em posição perpendicular em relação ao chão, enquanto a outra deve ficar paralela ao chão. O atleta puxa o joelho dobrado em direção ao ombro oposto o máximo possível sem que se sinta desconfortável. Após isso, mantém a posição alongada por dois segundos e, então, retorna para a posição inicial. O atleta deve realizar de 8 a 10 repetições para cada lado.

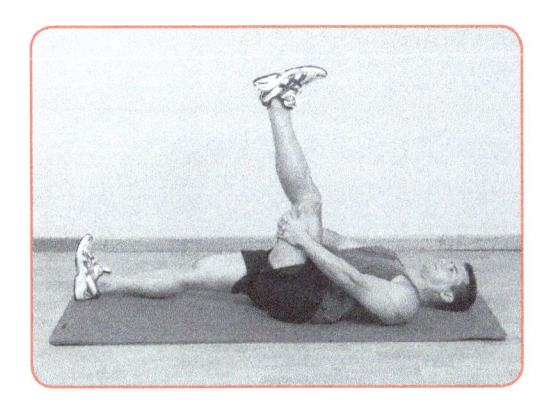

Alongamento dos músculos isquiotibiais com o joelho dobrado

Em supino, com uma perna estendida sobre o chão, o atleta eleva a coxa da outra em um ângulo de 90 graus e flexiona o joelho, também em 90 graus. Essa coxa deve ficar em posição perpendicular em relação ao chão, enquanto a outra deve ficar paralela ao chão. Segurando embaixo do joelho com ambas as mãos, o atleta tenta deixá-lo o mais reto possível sem que se sinta desconfortável. Após isso, mantém a posição alongada por dois segundos e, então, retorna para a posição inicial. O atleta deve realizar de 8 a 10 repetições para cada lado.

Alongamento dos músculos isquiotibiais com a perna estendida

Em posição supina, com uma perna estendida sobre o chão, o atleta eleva a outra perna o máximo possível sem que se sinta desconfortável, não deixando que seu joelho se dobre. Após isso, segura com ambas as mãos a parte posterior do joelho por dois segundos e, então, retorna para a posição inicial. O atleta deve realizar de 8 a 10 repetições em cada lado.

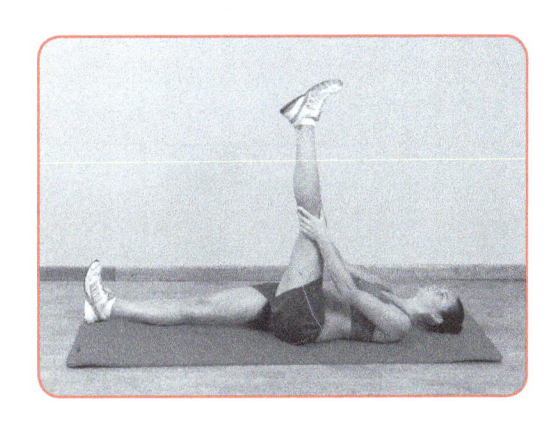

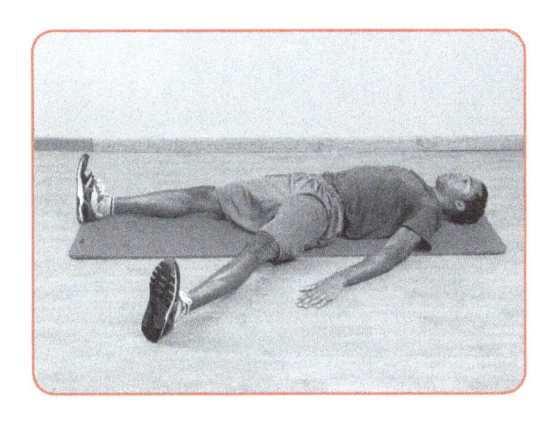

Alongamento do adutor da virilha

No chão, em supino, com as pernas unidas, o atleta move uma perna para o lado o máximo possível sem que se sinta desconfortável. Após isso, mantém a posição estendida durante dois segundos e, então, retorna para a posição inicial. O atleta deve realizar de 8 a 10 repetições em cada lado.

Alongamento do trato iliotibial em forma de quatro

Em posição supina no chão, com as pernas unidas, o atleta eleva uma delas em um ângulo de 90 graus e, então, cruza-a em frente ao corpo o máximo possível sem que se sinta desconfortável. Ele tenta manter o quadril reto sobre o chão, auxiliando a cruzada de perna com o braço, se necessário, e, então, retorna à posição inicial. Deve realizar de 8 a 10 repetições em cada lado.

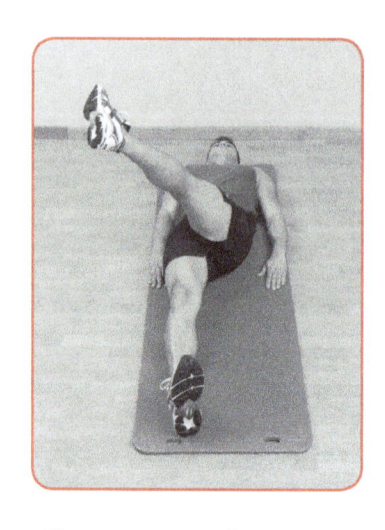

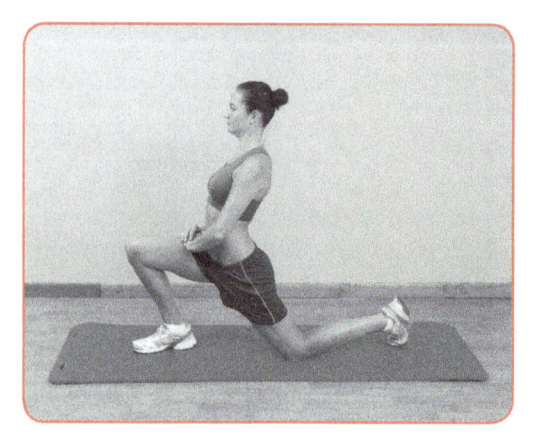

Alongamento do psoas do quadril

O atleta ajoelha-se no chão, em seguida move um joelho para a frente, com o pé sobre o piso, e leva a outra perna para trás do tronco, inclinando-se para trás o máximo possível sem que se sinta desconfortável, com as mãos na coxa para dar suporte. Ele mantém a posição alongada por dois segundos e, então, retorna para a posição inicial. Deve realizar de 8 a 10 repetições em cada lado.

Alongamento do quadríceps deitado de lado

Deitado de lado, o atleta move o joelho de baixo em direção ao tórax em um ângulo de 90 graus; segura o tornozelo oposto, trazendo o joelho de cima de volta para uma linha reta com o tronco. Ele mantém a posição alongada por dois segundos e, então, retorna para a posição inicial. Deve realizar de 8 a 10 repetições em cada lado.

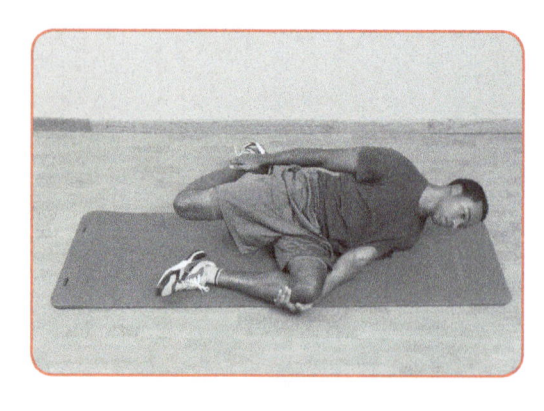

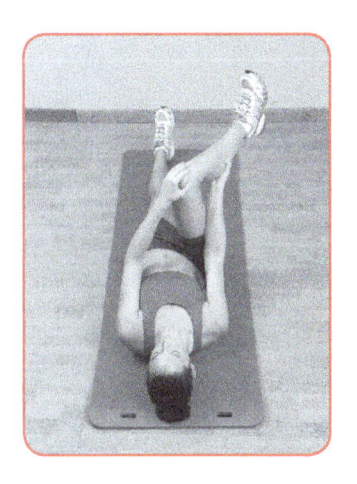

Alongamento em rotação interna do quadril

No chão, em posição supina, com uma perna estendida sobre o piso, o atleta eleva a coxa da outra perna em um ângulo de 90 graus e flexiona o joelho no mesmo ângulo. Essa coxa deve ficar em posição perpendicular em relação ao chão, enquanto a outra deve ficar paralela ao chão. Ele roda a perna na direção contrária ao centro do corpo o máximo possível sem que se sinta desconfortável, com uma mão no joelho e a outra rotando suavemente a perna para fora, puxando a panturrilha. Mantém a posição alongada durante dois segundos e, então, retorna para a posição inicial. Deve realizar de 8 a 10 repetições em cada lado.

Alongamento em rotação externa do quadril

Em supino, com uma perna estendida sobre o chão, o atleta eleva a coxa oposta em um ângulo de 90 graus e flexiona o joelho, no mesmo ângulo. Essa coxa deve ficar em posição perpendicular em relação ao chão, enquanto a outra deve ficar paralela ao chão. Ele roda a perna em direção ao centro do corpo o máximo possível sem que se sinta desconfortável, com uma mão no joelho e a outra rodando suavemente a perna para dentro, puxando o tornozelo. Mantém a posição alongada durante dois segundos e, então, retorna para a posição inicial. O atleta deve realizar de 8 a 10 repetições em cada lado.

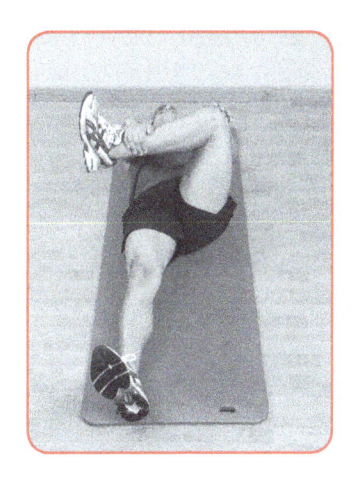

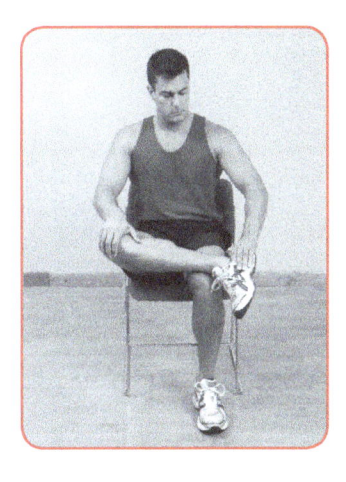

Alongamento do rotador interno do joelho

Sentado em uma cadeira, o atleta cruza uma perna sobre a outra, de modo que o pé ultrapasse o topo da perna. Ele gira o pé da perna cruzada para baixo, em direção ao chão, o máximo possível sem que se sinta desconfortável, auxiliando o alongamento com a mão; mantém a posição alongada durante dois segundos e, então, retorna para a posição inicial. O atleta deve realizar de 8 a 10 repetições em cada lado.

Alongamento do rotador externo do joelho

Sentado em uma cadeira, o atleta cruza uma perna sobre a outra, de modo que o pé ultrapasse o topo da perna. Ele gira o pé da perna cruzada para cima, em direção ao teto, o máximo possível sem que se sinta desconfortável, auxiliando o alongamento com a mão; mantém a posição alongada por dois segundos e, então, retorna para a posição inicial. O atleta deve realizar de 8 a 10 repetições em cada lado.

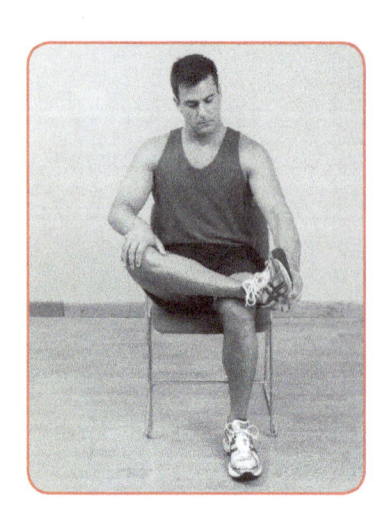

Alongamentos para o tornozelo e a panturrilha

Uma das lesões esportivas mais comuns é entorse de tornozelo. A sobrecarga dos músculos da parte inferior da perna e o enrijecimento da própria articulação do tornozelo aumentam a probabilidade de lesão nessa articulação. Das muitas maneiras de prevenir as lesões no tornozelo uma das melhores é aumentar a flexibilidade da sua articulação.

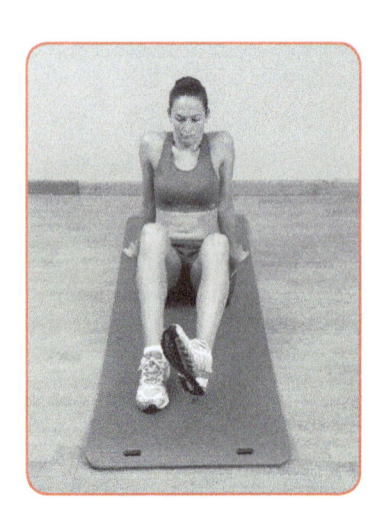

Circundução do tornozelo

Sentado no chão, o atleta flexiona o pé e o movimenta em rotações circulares em ambas as direções, de 10 a 12 vezes. Após isso, ele troca a posição das pernas e realiza os movimentos com o tornozelo oposto.

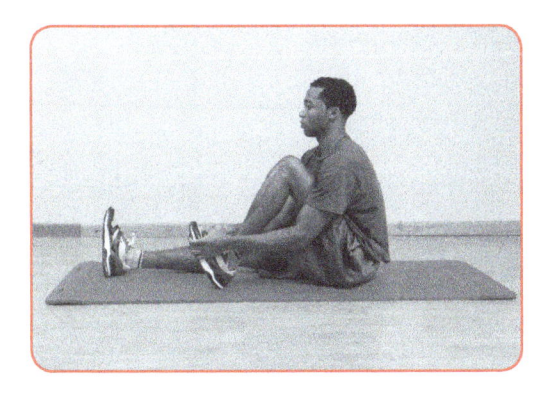

Alongamento da panturrilha para o sóleo

Sentado no chão, com um joelho dobrado, o atleta flexiona o pé da perna dobrada em direção ao seu queixo, auxiliando o alongamento com as mãos. Ele mantém a posição alongada por dois segundos e, após isso, retorna para a posição inicial. O atleta deve realizar de 8 a 10 repetições em cada lado.

Alongamento do tendão calcâneo

Sentado no chão, com um joelho dobrado, o atleta aproxima o pé da perna dobrada o máximo possível dos glúteos; flexiona esse pé na direção do seu queixo, auxiliando o alongamento com as mãos, mantém a posição alongada por dois segundos e, após isso, retorna para a posição inicial. Deve realizar de 8 a 10 repetições em cada lado.

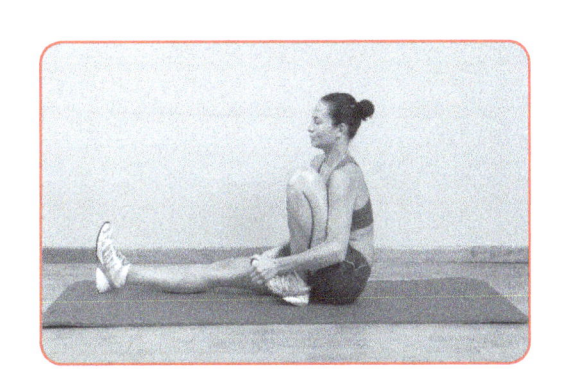

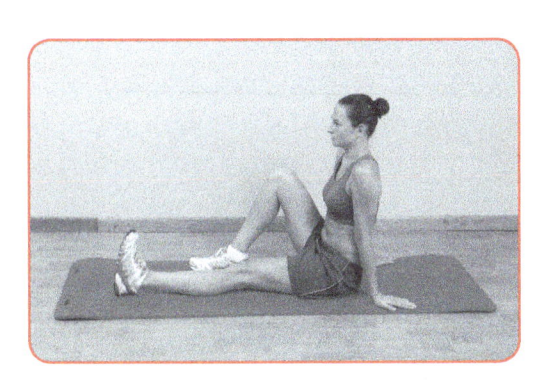

Alongamento da panturrilha para o gastrocnêmio

Sentado no chão, com um dos joelhos dobrado e a perna oposta estendida, o atleta flexiona o pé da perna estendida na direção do seu queixo; mantém a posição de alongamento por dois segundos e, após isso, retorna para a posição inicial. Deve realizar de 8 a 10 repetições em cada lado.

Alongamento em inversão do tornozelo

Sentado no chão, com um dos joelhos dobrado e a perna oposta estendida, o atleta gira o pé da perna estendida para dentro; mantém a posição alongada por dois segundos e, após isso, retorna para a posição inicial. Deve realizar de 8 a 10 repetições em cada lado.

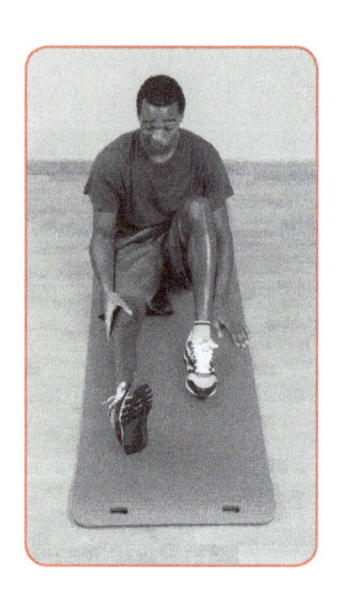

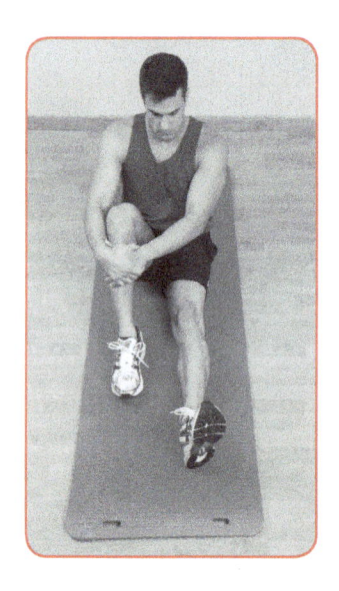

Alongamento em eversão do tornozelo

Sentado no chão, com um dos joelhos dobrado e a perna oposta estendida, o atleta gira o pé da perna estendida para fora; mantém a posição alongada durante dois segundos e, após isso, retorna para a posição inicial. Ele deve realizar de 8 a 10 repetições em cada lado.

CAPÍTULO 7

Massagens pré e pós-evento

Neste capítulo, são revisadas as técnicas de massagens pré e pós-evento e, em seguida, são sugeridas rotinas para esses tipos de massagem, as quais estão divididas em etapas para as partes superior e inferior do corpo. Em alguns eventos, não há tempo suficiente para a aplicação de uma massagem completa no atleta. Ao fazer essa divisão, o profissional pode decidir qual das rotinas é mais importante para o esporte e para o atleta. Caso realize ambas, ele deve alterar a sua ordem para terminar de massagear a parte da frente do corpo ou as costas do esportista antes de virá-lo na mesa.

São dadas recomendações quanto à duração da aplicação das manobras, assim como em relação a quantas vezes elas devem ser repetidas durante as rotinas. A maioria das massagens pré e pós-evento é aplicada rapidamente devido ao tempo limitado disponível e ao número de pessoas que devem ser massageadas em uma competição. Os profissionais devem se sentir livres para experimentar o que funciona melhor para eles.

Massagem esportiva pré-evento

Conforme vimos no Capítulo 4, os objetivos da massagem esportiva pré-evento são auxiliar no preparo do atleta para a sessão de exercícios ou competição, ajudar no seu aquecimento, aumentar a circulação nos seus músculos, manter a sua flexibilidade, prevenir lesões e fornecer bem-estar psicológico antes do exercício ou da competição. Frequentemente, os atletas solicitam alguma ajuda, como o alongamento dos músculos isquiotibiais ou uma massagem no pescoço. Eles não buscam massagem completa ou rotina pré-evento para as partes inferior ou superior do corpo. Atletas podem ser supersticiosos ou ficar muito ansiosos momentos antes da prova. O profissional precisa fornecer um tipo de tratamento que reduza a ansiedade do esportista antes do evento, mas que não atrapalhe sua preparação pré-competição. As seguintes rotinas podem ser aplicadas para se obter o propósito desejado com a massagem esportiva pré-evento.

Fricção circular

A fricção circular é administrada por meio de movimentos circulares com as mãos sobrepostas para aquecer o tecido e aumentar o fluxo sanguíneo na pele e no tecido subjacente. É aplicada nos ombros e nas costas, em movimentos que vão do ombro em direção às costas, do lado oposto da mesa em relação ao qual o profissional se encontra. Este deve aplicar pressão suficiente para mover a pele embaixo de suas mãos. A pele não deve estar presa aos músculos diretamente sob ela e deve ser capaz de se mover em todas as direções.

Fricção

A fricção na massagem esportiva pré-evento pode ser aplicada por meio de movimentos rápidos das mãos para a frente e para trás, com contato superficial. Tal movimento cria calor rapidamente para auxiliar no aquecimento. As técnicas de fricção podem ser aplicadas quando o foco são as extremidades, sendo ótimas para aquecer áreas menores do corpo, como o braço, o antebraço, a panturrilha e a coxa, antes de seguir para aquelas direcionadas ao tecido profundo. A fricção rápida é alcançada movendo-se ambas as mãos para a frente e para trás sobre uma área específica. Isso é realizado rapidamente, apenas durante alguns segundos em cada parte do corpo; seu principal objetivo é criar calor sobre regiões menores do corpo. É uma técnica utilizada nos braços e nas pernas.

Apertar e sacudir

A técnica de apertar e sacudir é realizada levantando-se ou sacudindo-se uma parte do corpo do atleta rapidamente. É aplicada para estimular o sistema nervoso, quase sempre ao final da massagem.

Tapotagem

A tapotagem é realizada por meio de movimentos rápidos das mãos, que atingem o corpo do atleta com diferentes níveis de pressão, dependendo da porção do corpo em que a técnica está sendo aplicada. Ela inclui batidas, baques, cutiladas, palmadas e golpes com a mão em forma de concha. O tipo de tapotagem muda conforme a parte do corpo na qual é aplicada.

Compressão

A compressão é realizada por meio da aplicação rítmica de pressão no tecido profundo. Ao passo que a fricção é administrada para aquecer o tecido superficial, a compressão é realizada para aumentar o fluxo sanguíneo no tecido profundo.

Amplitude de movimentos

A amplitude de movimentos das articulações é alcançada simplesmente pela movimentação de uma articulação por meio de movimentos que serão necessários para o atleta em sua sessão de exercício ou competição. O profissional com frequência realiza a amplitude de movimentos de maneira passiva. Essa técnica é administrada para estimular o líquido sinovial, o qual lubrifica as articulações. Além disso, ela prepara as articulações para a aplicação do alongamento terapêutico.

Alongamento terapêutico

O alongamento terapêutico é realizado movendo-se a articulação do atleta pela sua amplitude de movimentos até que alguma resistência seja sentida. Alguns tipos de alongamento envolvem segurar o indivíduo em uma posição alongada durante vários segundos, ao passo que outros requerem que o profissional o mantenha na posição alongada por apenas dois segundos. Este normalmente é aplicado de 6 a 8 vezes. O propósito do alongamento terapêutico é auxiliar no aquecimento, trazer o fluxo sanguíneo para os músculos alongados, aliviar a tensão e prevenir lesões (ver Cap. 6 para mais informações sobre alongamentos).

Administrando a massagem pré-evento

É provável que massagem pré-evento seja administrada com o atleta vestido. Conforme vimos no Capítulo 4, óleos e lubrificantes normalmente não são utilizados, pois podem obstruir os poros ou proporcionar ao atleta uma situação injusta em alguns eventos. Essa técnica não deve durar mais do que 10 a 15 minutos, uma vez que o profissional não quer que o atleta relaxe a ponto de se tornar letárgico. Ele deve conversar de maneira estimuladora enquanto administra a massagem e pode colocar para tocar uma música animada durante o tratamento.

A massagem pré-evento para a parte superior do corpo é desenvolvida tendo como foco, conforme sugere o nome, os músculos da parte superior do corpo. O profissional frequentemente não possui tempo suficiente para aplicar uma massagem pré-evento completa. Esportes como o basquete, o tênis e o golfe requerem muito movimento da parte superior do corpo; dessa maneira, focar essa região ajuda a prevenir lesões desnecessárias, assim como permite ao atleta se preparar para movimentos rápidos dessa área. Por sua vez, a massagem pré-evento para a parte inferior do corpo foca a musculatura dessa área, que provavelmente será a parte do corpo tratada na massagem pré-evento de atletas que participam de corridas ou esportes que requerem muita corrida.

Rotina de pré-evento para a parte superior do corpo

Parte posterossuperior do tronco

O profissional inicia a massagem com o atleta deitado em prono, uma vez que os maiores e mais volumosos músculos da parte superior do tronco encontram-se nas costas. Focar primeiro esses músculos ajuda o atleta a relaxar e diminui o excesso de tensão nos ombros e no dorso. O profissional começa pelas costas e pelo ombro de um lado do corpo e, então, trabalha no braço desse mesmo lado. Após completar a massagem de um lado, repete-se os passos de 1 a 10 no lado oposto.

1. Aplique fricção circular nas costas e no ombro do atleta.
2. Aplique três manobras de compressão próximo à coluna vertebral na parte superior das costas.
3. Esprema suavemente a área entre os ombros e o pescoço.

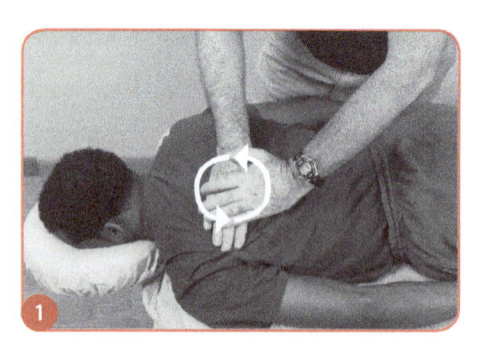

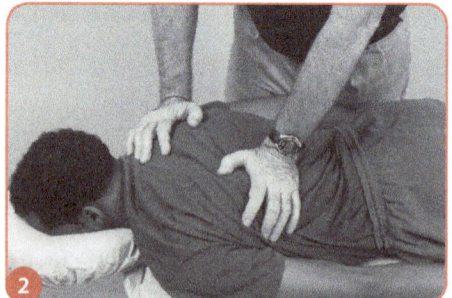

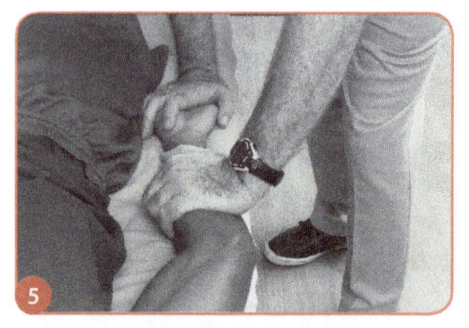

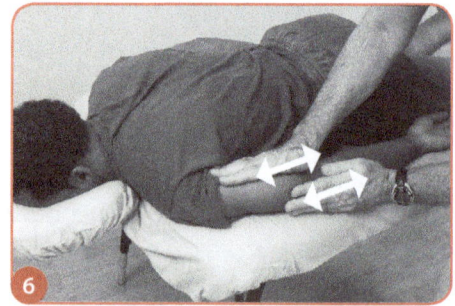

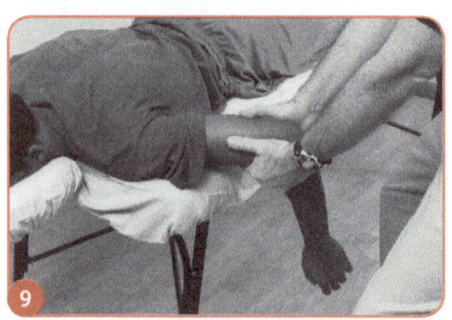

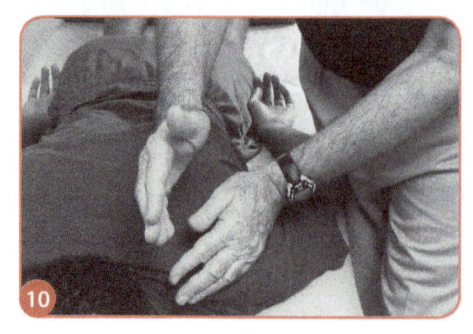

MASSAGEM PARA O DESEMPENHO ESPORTIVO **107**

4. Aplique fricção no antebraço, do punho em direção ao cotovelo, utilizando movimentos rápidos para a frente e para trás, com ambas as mãos.
5. Aplique três manobras de compressão no antebraço, do cotovelo em direção ao punho.
6. Aplique fricção na parte posterior do braço, do ombro em direção ao cotovelo, fazendo movimentos rápidos para a frente e para trás, com ambas as mãos.
7. Aplique três manobras de compressão na parte posterior do braço, do ombro em direção ao cotovelo.
8. Aplique amplitude de movimentos e levante e solte a escápula. Coloque uma mão na parte anterior do ombro, no músculo deltoide anterior, levante suavemente o ombro e, então, solte-o na mesa. Ao levantá-lo e soltá-lo, o profissional quer que ele bata na mesa. Tal ação ajuda o atleta a liberar a pressão do local. Aplique de 3 a 4 vezes.
9. Colocando as mãos sob o braço do atleta, aplique amplitude de movimentos; balance-o suavemente para a frente e para trás, em rotação interna e externa.
10. Aplique tapotagem no ombro e nas costas, começando pelo primeiro e trabalhando em direção ao dorso.

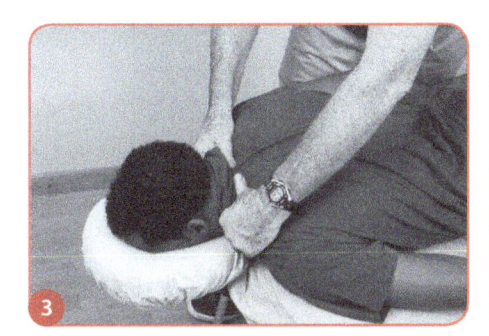

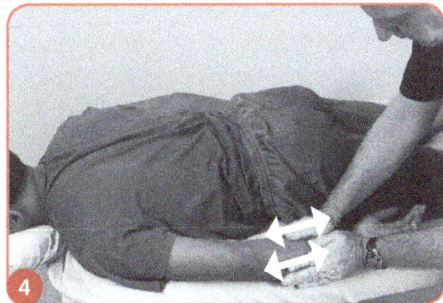

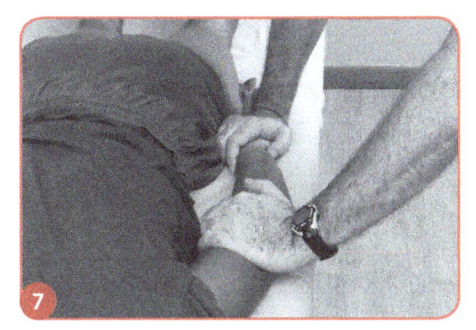

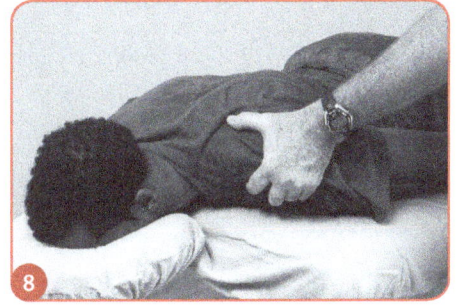

Parte anterossuperior do tronco

Agora o profissional está pronto para aplicar a massagem pré-evento na parte frontal do tronco. O atleta fica na posição supina para a segunda etapa da massagem. Lembre-se de que um dos objetivos dessa técnica é inspirar o atleta momentos antes da competição. Portanto, quando ele se encontra em tal posição, o profissional pode olhar nos seus olhos enquanto fala. Devem ser realizados os passos de 1 a 10 em um lado do corpo do atleta e, então, repeti-los no lado oposto.

1. Aplique fricção em um antebraço utilizando movimentos rápidos para a frente e para trás, com ambas as mãos, do punho em direção ao cotovelo, por 10 segundos.
2. Aplique três manobras de compressão no antebraço, do cotovelo na direção do punho.
3. Aplique manobras de fricção no braço utilizando movimentos rápidos para a frente e para trás, com ambas as mãos, do ombro na direção do cotovelo, durante 10 segundos.
4. Aplique três manobras de compressão no braço, do ombro na direção do cotovelo.

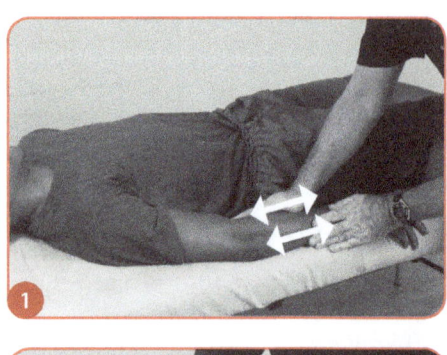

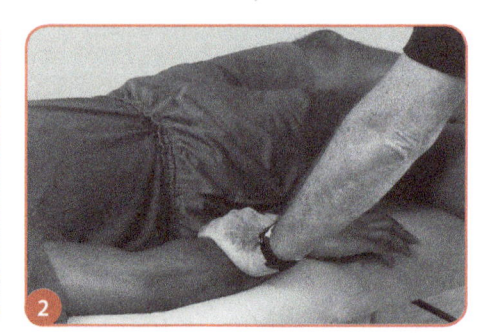

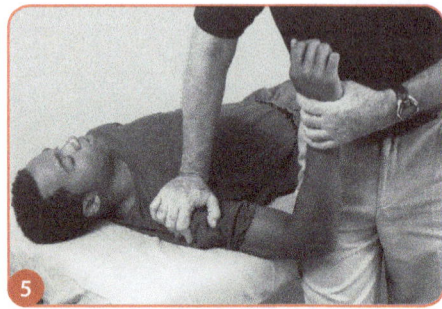

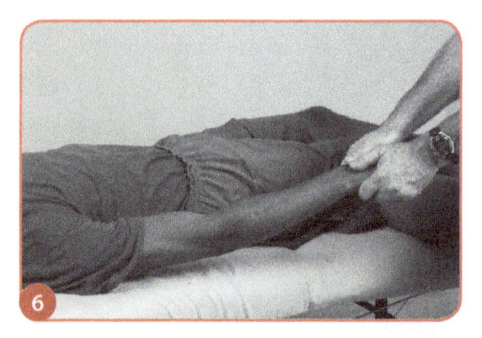

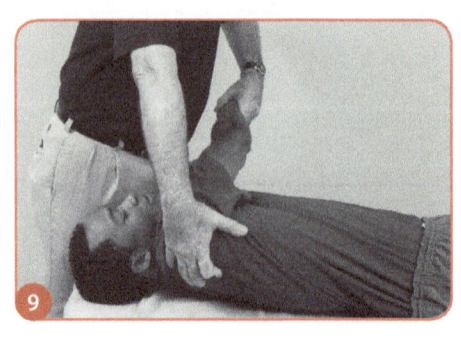

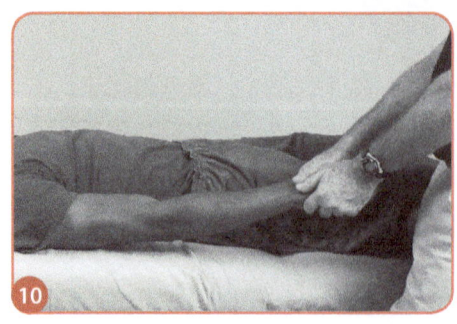

5. Aplique três manobras de compressão no peito, no braço e no antebraço.
6. Aplique um alongamento suave do braço para baixo, em direção aos pés. Segure a mão do atleta com ambas as mãos e puxe suavemente o braço na direção dos pés dele.
7. Aplique um alongamento suave do braço para fora, na direção oposta ao corpo. Segure a mão do atleta com ambas as mãos, mova o braço até a altura do ombro e, então, puxe-o suavemente na direção oposta do corpo.
8. Aplique um alongamento suave do braço para cima da cabeça. Segure a mão do atleta com ambas as mãos, mova o braço para cima da cabeça e, então, alongue-o suavemente.
9. Aplique um alongamento suave do braço cruzando-o em frente ao corpo. Segure a mão do atleta com ambas as mãos, mova o braço até a altura do ombro e, então, cruze-o sobre a frente do corpo, na direção do ombro oposto.
10. Mova o braço do atleta de volta para o lado do corpo e sacuda-o da parte superior até a inferior.

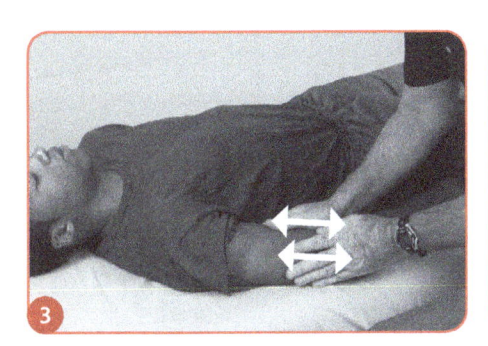

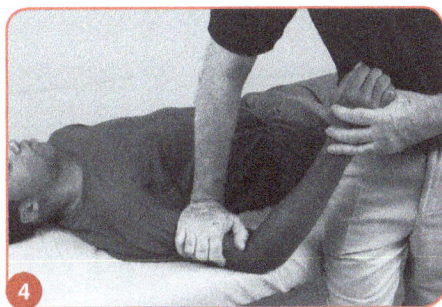

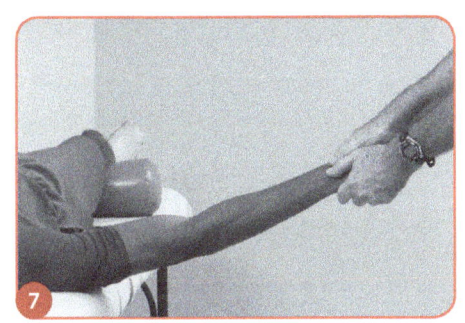

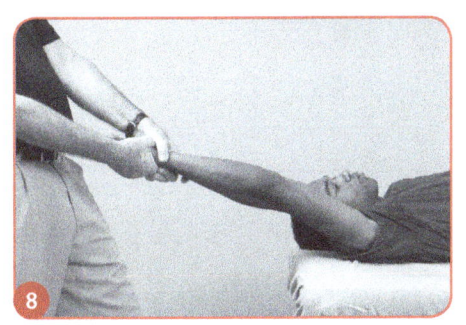

Rotina de pré-evento para a parte inferior do corpo

Parte posteroinferior do corpo

A rotina inicia com o atleta em prono, pois os maiores e mais volumosos músculos da parte inferior do corpo encontram-se no lado posterior dessa área. Trabalhando a parte posteroinferior do corpo e, somente então, pedindo ao atleta que se vire para terminar a massagem em supino, o profissional pode conversar com o atleta enquanto a finaliza. O contato visual é muito importante. Os passos de 1 a 11 são aplicados em uma perna e, então, o processo é repetido na outra.

1. Aplique fricção no músculo da panturrilha, do joelho em direção ao tornozelo, utilizando movimentos rápidos para a frente e para trás, com ambas as mãos, por 10 segundos.
2. Aplique compressão nos músculos da panturrilha, do joelho em direção ao tornozelo, em três linhas: na parte de fora, no meio e na parte de dentro da perna. Aplique três manobras de compressão em cada linha.

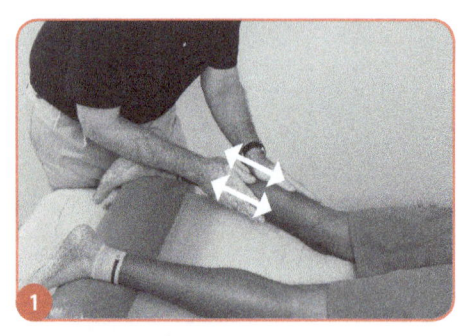

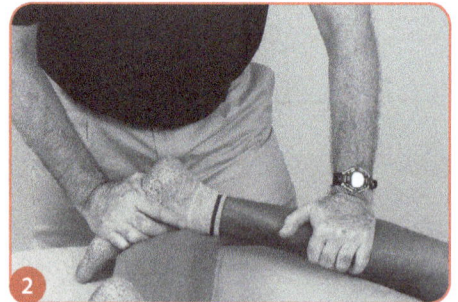

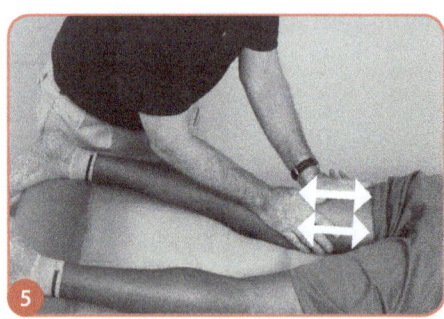

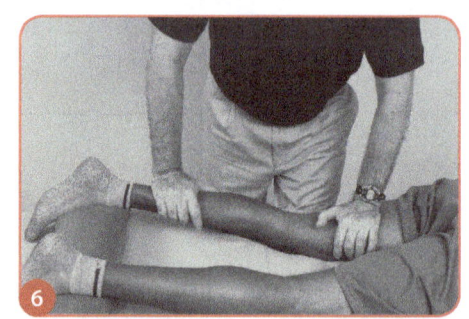

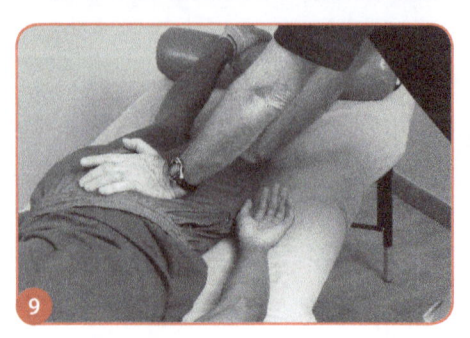

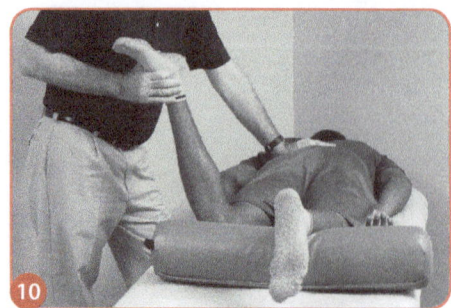

Pré-evento

MASSAGEM PARA O DESEMPENHO ESPORTIVO   111

3. Aplique três manobras de levantar e apertar nos músculos da panturrilha, do joelho na direção do tornozelo.
4. Aplique três sacudidelas nos músculos da panturrilha, do joelho na direção do tornozelo.
5. Aplique fricção nos músculos posteriores da coxa, utilizando movimentos rápidos para a frente e para trás, com ambas as mãos, do quadril na direção do joelho, por 10 segundos.
6. Aplique compressão nos músculos posteriores da coxa, do quadril na direção do joelho, em três linhas: na parte de fora, no meio e na parte de dentro da coxa. Aplique três manobras de compressão em cada linha.
7. Aplique três manobras de levantar e apertar nos músculos posteriores da coxa, do quadril na direção do joelho.
8. Aplique três sacudidelas nos músculos posteriores da coxa, do quadril na direção do joelho.
9. Aplique três compressões nos músculos posteriores do quadril, começando na parte superior e trabalhando em torno da articulação.
10. Mova o joelho do atleta em um ângulo de 90 graus e sacuda o quadril para a frente e para trás, em rotação interna e externa, três vezes.
11. Aplique tapotagem no quadril e na perna três vezes, começando com o quadril e trabalhando na direção da perna.

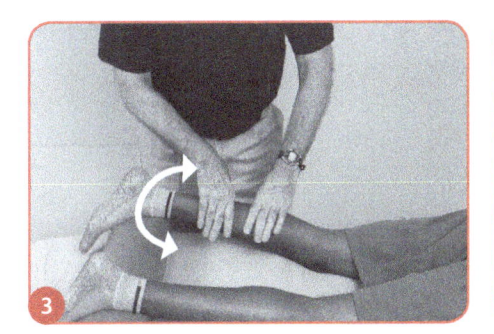

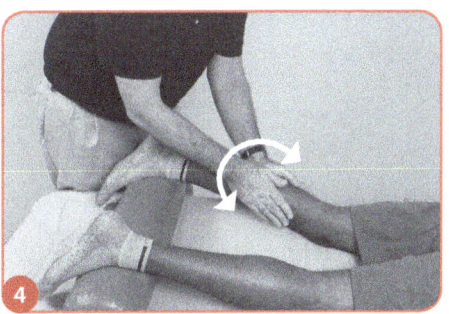

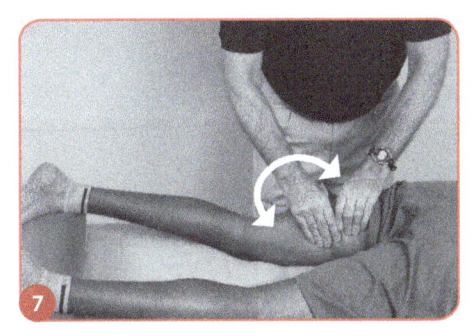

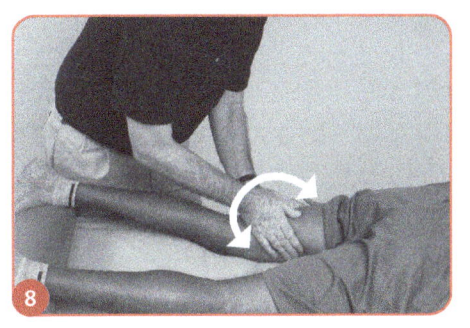

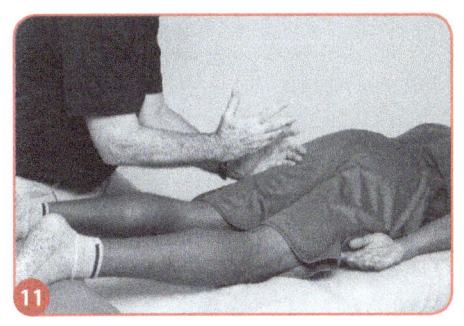

Pré-evento

112 MICHAEL McGILLICUDDY

Parte anteroinferior do corpo

O profissional ajuda o atleta a se virar para a posição supina. A massagem pré-evento da parte anteroinferior do corpo pode começar em qualquer uma das pernas. O profissional aplica os passos de 1 a 11 em uma perna e, então, repete o processo na outra.

1. Aplique fricção na perna utilizando movimentos rápidos para a frente e para trás, com ambas as mãos, do joelho até o tornozelo, por 10 segundos.
2. Aplique compressão na perna, do joelho em direção ao tornozelo, em três linhas: na parte de fora, no meio e na parte de dentro. Aplique três manobras de compressão em cada linha.
3. Aplique três manobras de levantar e apertar na perna, do joelho na direção do tornozelo.
4. Aplique fricção na coxa, utilizando movimentos rápidos para a frente e para trás, com ambas as mãos, do quadril na direção do joelho, durante 10 segundos.
5. Aplique compressão na coxa, do quadril na direção do joelho, em três linhas: na parte de fora, no meio e na parte de dentro. Aplique três manobras de compressão em cada linha.

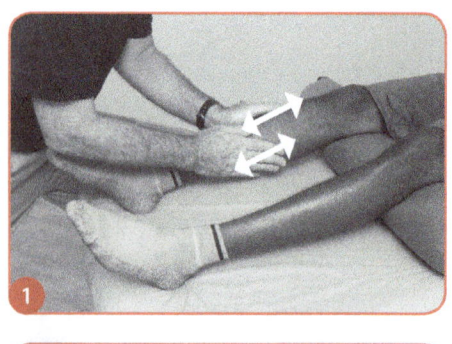

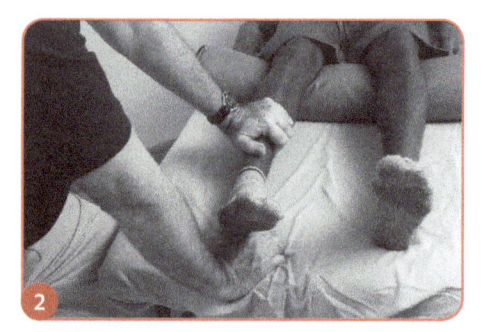

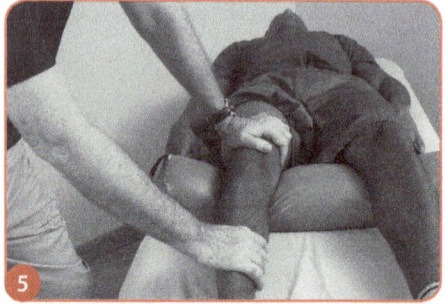

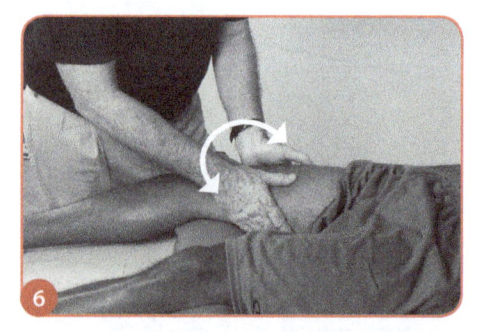

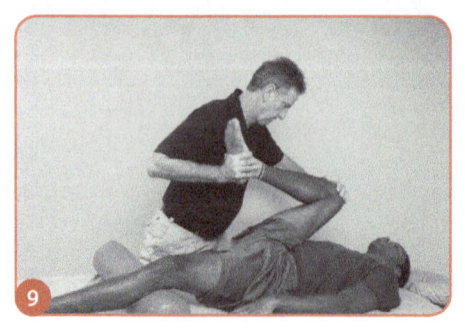

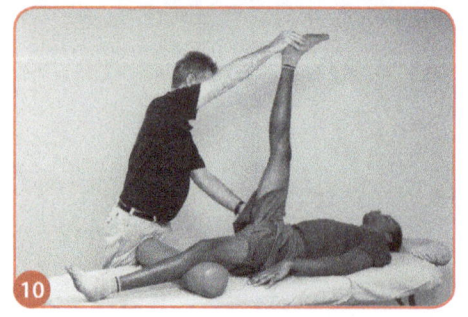

6. Aplique três manobras de levantar e apertar na coxa, do quadril na direção do joelho.
7. Aplique sacudidelas na coxa durante 10 segundos.
8. Aplique alongamento nos músculos da panturrilha puxando o pé na direção da cabeça do atleta e segurando a posição alongada por dois segundos.
9. Aplique a amplitude de movimentos joelho-tórax para alongar a parte posterior do quadril. Mova o joelho e o quadril pelas suas amplitudes de movimentos. Após isso, mova o joelho da posição estendida sobre a mesa na direção do tórax do atleta, mantenha a posição alongada durante dois segundos e, então, retorne à posição inicial. Aplique a amplitude de movimentos três vezes.
10. Aplique um alongamento dos músculos isquiotibiais com a perna estendida. Faça com que o atleta mantenha o joelho travado e eleve a perna estendida na direção da sua cabeça. Pare quando sentir resistência no movimento para a frente da perna. Mantenha a posição alongada durante dois segundos e, então, retorne à posição inicial. Aplique três vezes o alongamento.
11. Aplique tapotagem na coxa, do quadril até o joelho, por 10 segundos.

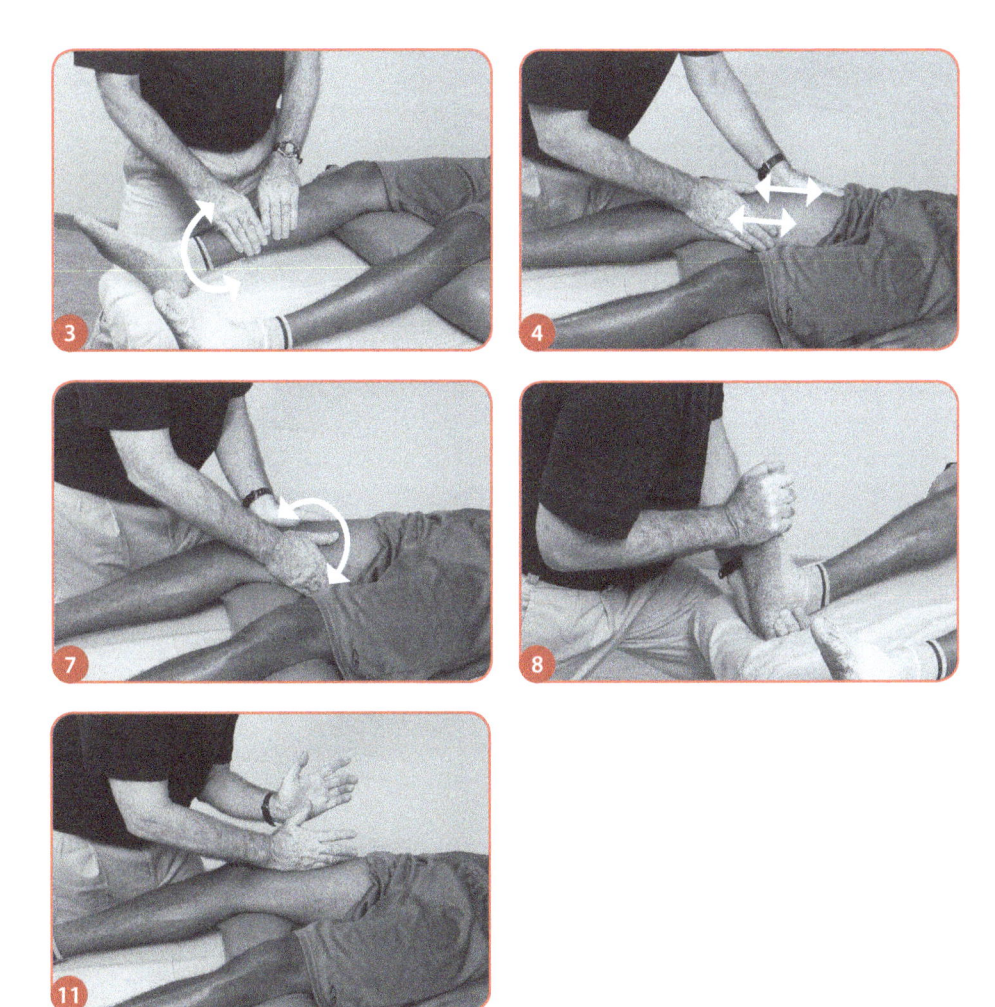

Após a massagem

Após realizar a massagem esportiva pré-evento, o profissional pode ajudar o atleta a se levantar da mesa de massagem e deve olhar em seus olhos para se certificar de que está atento e alerta. Algumas vezes, os indivíduos podem ficar um pouco tontos ao se levantarem. Por tal razão, o profissional deve ficar em pé ao lado do atleta caso ele comece a cambalear. Antes de o esportista sair do local da massagem, o profissional deve lembrar-se de desejar boa sorte no exercício ou na competição.

O profissional pode ser a última pessoa a ter contato com o atleta antes do aquecimento para o exercício ou a competição. Por isso, a massagem pré-evento nunca deve provocar dor, e sim estimular. Essa massagem não representa apenas uma aplicação física de técnicas: é um processo desenvolvido para ajudar o atleta a se preparar física, mental e emocionalmente para uma atividade.

Massagem pós-evento

A massagem esportiva pós-evento tem, normalmente, um padrão. Conforme vimos no Capítulo 5, o propósito dessa técnica é ajudar o atleta a se recuperar de uma sessão de exercícios ou competição. Deve ser respeitado um período de tempo entre as atividades e o início da massagem, para que as frequências cardíaca e respiratória e a temperatura corporal do atleta se aproximem do normal. Antes de iniciá-la, o atleta não deve mais estar transpirando excessivamente. A massagem esportiva pós-evento deve auxiliar o indivíduo a se recuperar imediatamente de uma sessão de exercícios ou competição reduzindo a dor, aliviando espasmos musculares e cãibras, aumentando o retorno venoso, promovendo a drenagem linfática e restabelecendo a circulação e flexibilidade dos músculos, bem como fornecendo um entusiasmo após a competição. O profissional deve aplicar procedimentos que diminuam a dor sentida pelo atleta após a atividade; contudo, não devem ser aplicados tratamentos de lesões específicas. As técnicas de massagem pós-evento são apresentadas a seguir em sua ordem de aplicação.

Deslizamento compressivo

Os movimentos de deslizamento são manobras deslizantes longas aplicadas de maneira superficial ou profunda, normalmente usando-se diferentes graus de pressão. Na massagem esportiva pós-evento, o profissional costuma iniciar com manobras leves de deslizamento para a aplicação de óleo e avaliação do nível de dor nos tecidos que estão sendo massageados. Em uma extremidade, o profissional procura circundar com as mãos o braço ou a perna do atleta e comprimir o tecido enquanto desliza da parte distal para a proximal. Quando a massagem é aplicada nas costas, os movimentos são iniciados no pescoço e deslizam em ambos os lados da coluna vertebral. A força mecânica do deslizamento empurra os fluidos das extremidades para o tronco, permitindo que sangue e linfa novos substituam os fluidos deslocados. O deslizamento compressivo é a principal manobra aplicada na massagem pós-evento para ajudar na recuperação, pois é concebido justamente para a remoção dos resíduos metabólicos da área massageada.

Amassamento

As manobras de amassamento são aplicadas levantando-se e espremendo-se a pele e os músculos para afastá-los dos ossos. O propósito dessa técnica é extrair os resíduos metabólicos, romper aderências – separando as camadas de tecido –, reduzir a hipertonicidade, diminuir a dor muscular e aliviar a fadiga geral. Quando o amassamento é aplicado na massagem esportiva pós-evento, o profissional não deve espremer ou levantar demais os músculos, devido à dor decorrente do exercício ou da competição. Assim como no caso do deslizamento compressivo, o profissional começa com uma pressão mais leve e aumenta de acordo com a tolerância do atleta.

Compressão

As manobras de compressão são administradas por meio de uma ação de bombeamento rítmica aplicada no ventre dos músculos. Nas extremidades, as manobras são aplicadas ao longo de uma linha para fora, diretamente para baixo e, então, para dentro da extremidade. Já nas costas, são aplicadas para cima e para baixo, ao longo dos músculos próximos à coluna vertebral. Ao aplicá-las, deve-se sentir o tecido que está sendo comprimido; deve-se lembrar de que pode comprimir-se apenas até certo ponto antes de o atleta começar a sentir dor. Na massagem esportiva pós-evento, os músculos visados podem já estar doloridos; portanto, é preciso cuidado para evitar que as manobras de compressão causem ainda mais dor ao atleta. Além disso, há partes do corpo mais sensíveis que outras. Por exemplo, os músculos no interior da coxa e do braço, assim como os do abdome, tendem a ser mais macios e vulneráveis ao excesso de pressão.

Manobras de alargamento

As manobras de alargamento são aplicadas no ventre dos músculos: as mãos iniciam o movimento juntas, no centro da extremidade, e, após isso, é realizada pressão compressiva para baixo e para fora nos músculos do atleta. O objetivo dessas manobras é restituir o comprimento e alongar o ventre dos músculos após o exercício. Deve-se tomar cuidado para evitar a aplicação de muita pressão para baixo, assim como para não estender muito o movimento em direção à extremidade da área em que a massagem está sendo aplicada. Muita pressão para baixo pode causar dor, e estender muito o movimento para fora pode apertar as extremidades do tecido. As manobras de alargamento são administradas inicialmente nas extremidades, trabalhando-se da parte superior em direção à inferior da extremidade; eles funcionam bem na parte anterior da coxa e nos músculos da parte anteroinferior da perna.

Deslizamento compressivo

Começar e terminar a massagem com deslizamento é relaxante para a pele e para os músculos. A velocidade e pressão da técnica ajudam a inibir as terminações nervosas sob a área em que o deslizamento compressivo está sendo aplicado. Finalizar com essa técnica também permite ao profissional mudar de uma parte para outra do corpo em uma transição suave. Dois aspectos importantes na aplicação de massagens são a mudança de uma área para outra suavemente e a realização de uma troca lenta entre uma técnica de massagem e outra. Se essas transições forem bem realizadas, o atleta não notará as mudanças, e a massagem terá um andamento natural.

Alongamento terapêutico

Os alongamentos terapêuticos são realizados ao final da aplicação da massagem para qualquer área do corpo. Conforme este desaquece após um evento ou sessão de exercícios, o atleta pode se sentir um pouco dolorido ou tenso. Em geral, a massagem reduz a dor após as atividades; contudo, é alongando que se restabelece a flexibilidade e a facilidade dos movimentos. O alongamento para massagem esportiva pós-evento deve ser realizado suavemente; lembre-se de que esse tipo de massagem é realizado para ajudar o atleta a retornar a um estado homeostático, ou estado de equilíbrio. Torná-lo uma experiência dolorosa vai contra o objetivo da massagem.

Administrando a massagem pós-evento

Ao competirem em alto nível, frequentemente os atletas forçam seus corpos além do limite saudável. Assim, o profissional não deve permitir que o atleta se dirija direto da linha de chegada para a mesa de massagem; ele deve passar por um ciclo apropriado de desaquecimento e deve ser mentalmente capaz de responder às questões da massagem pós-evento, que pode auxiliar o corpo do atleta a iniciar o processo de recuperação. Antes de os esportistas deitarem-se na mesa, o profissional deve certificar-se de que estão vestidos de modo adequado. No caso de um homem, é apropriado o uso de um calção. Já no de uma mulher, a roupa apropriada consiste em um *top* esportivo e um calção.

Na massagem pós-evento da parte inferior do corpo, é bastante provável que os atletas apresentem cãibras. Há várias maneiras de se lidar com esse problema. Uma delas é aplicar alongamentos leves nos músculos que estão com cãibras. Por exemplo, se o atleta começa a senti-las na panturrilha, o profissional simplesmente empurra o pé do atleta em direção ao joelho e mantém esse alongamento, para ver se elas cessam. Algumas vezes, a melhor abordagem é fazer o atleta levantar-se da mesa de massagem e caminhar pela sala até que as cãibras parem. No pior dos casos, se o atleta começar a ter múltiplas cãibras em várias partes do corpo, o profissional deve chamar o serviço médico de emergência.

Rotina de pós-evento para a parte superior do corpo

Parte anterossuperior do corpo

O profissional deve iniciar a massagem com o atleta na posição supina, de modo que possa observar como ele está sentindo-se logo após o término dos exercícios ou competição. A observação das expressões faciais e a comunicação com o atleta tornam-se mais fáceis quando este se encontra em supino. O profissional deve prestar atenção às reações do atleta à pressão da massagem e à rigidez de suas articulações conforme é aplicada a amplitude de movimentos. São aplicados os passos de 1 a 13 no antebraço, braço e ombro do atleta em um lado do seu corpo e, então, o processo é repetido no lado oposto.

1. Aplique deslizamento no antebraço, do punho na direção do cotovelo, por 10 segundos.
2. Aplique três manobras de compressão no antebraço, do cotovelo na direção do punho.
3. Aplique três manobras de apertar e sacudir nos músculos do antebraço, do cotovelo na direção do punho.
4. Massageie a palma da mão. Posicione ambos os polegares no meio da palma da mão do atleta e mova-os em direção aos dedos, em um movimento de alargamento. Aplique as manobras três vezes. Após, aplique amplitude de movimentos no punho. Mova o punho para trás e para a frente – e de um lado para o outro – três vezes.

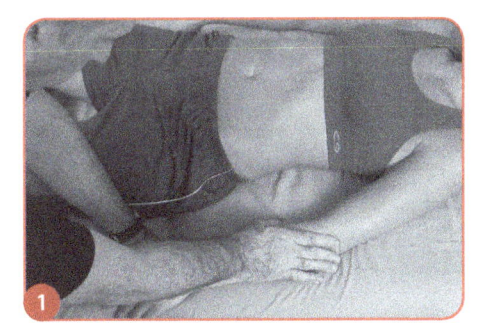

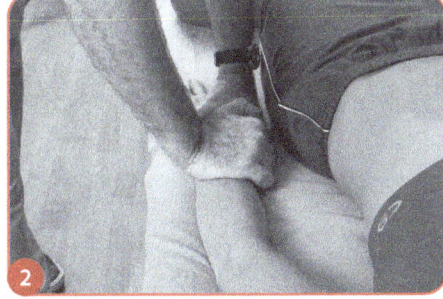

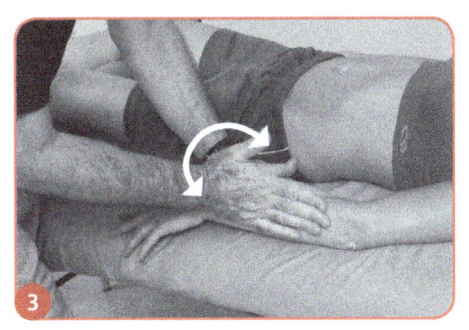

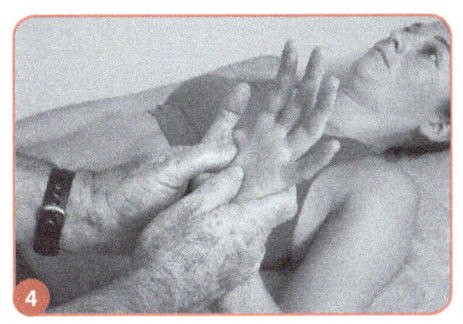

(continua)

Pós-evento

Parte anterossuperior do corpo *(continuação)*

5. Aplique manobras de deslizamento no braço, do cotovelo na direção do ombro, por 10 segundos.
6. Aplique três manobras de compressão no braço, do ombro na direção do cotovelo.
7. Aplique três manobras de apertar e sacudir no antebraço.
8. Aplique deslizamento no lado do tórax, do esterno na direção do ombro, durante 10 segundos.
9. Aplique manobras de compressão no lado do tórax, do esterno na direção do ombro, por 10 segundos.

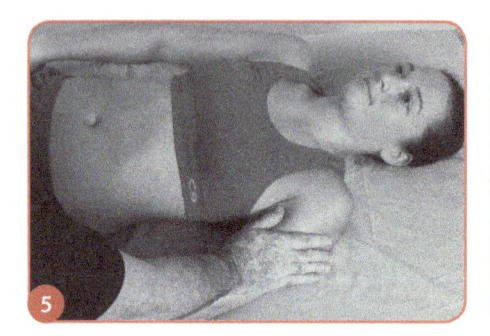

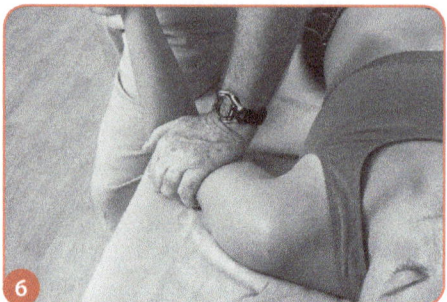

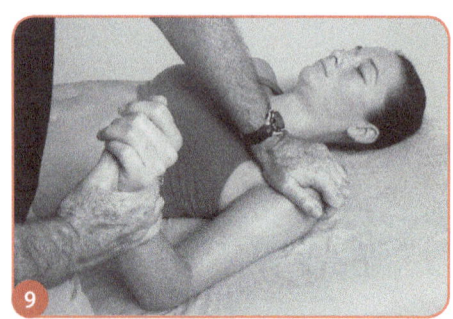

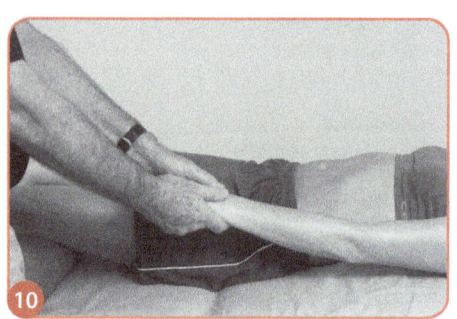

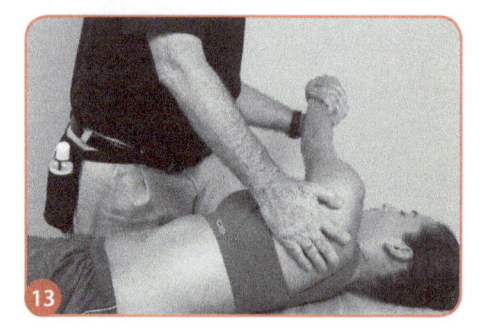

Pós-evento

MASSAGEM PARA O DESEMPENHO ESPORTIVO   **119**

10. Aplique amplitude de movimentos no braço e no ombro. Segure a mão e o antebraço do atleta e puxe o braço para baixo, na direção do pé do atleta.
11. Em seguida, mova o braço até a altura do ombro e puxe-o em linha reta para a lateral de seu corpo.
12. Agora mova o braço para cima, paralelo a sua cabeça, e puxe-o na direção contrária do corpo.
13. Por fim, mova o braço do atleta até a altura de seu ombro e cruze-o sobre o seu peito, na direção do ombro oposto. Após isso, retorne o braço para a posição de repouso na mesa de massagem.

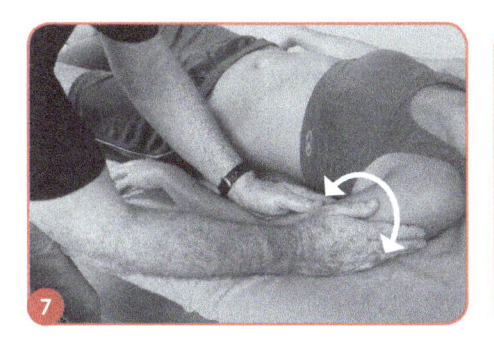

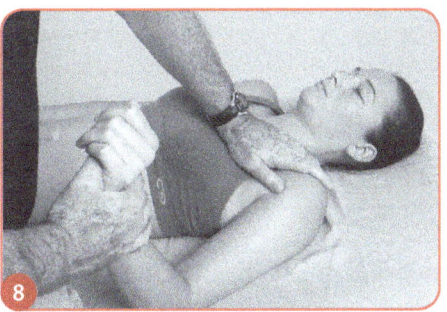

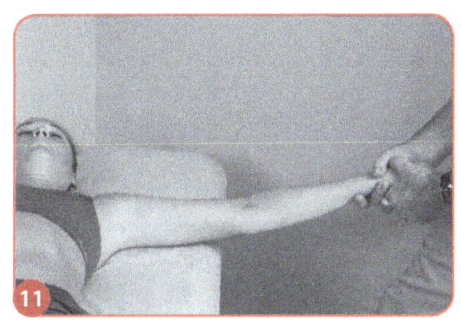

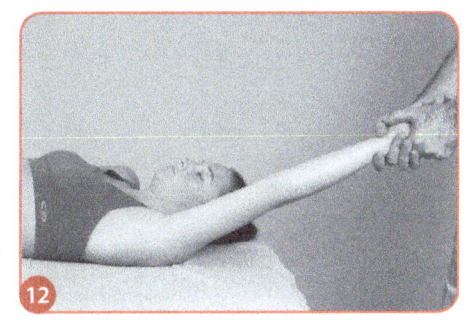

Parte posterossuperior do corpo

Agora o profissional pode deixar o atleta virar seu corpo na mesa ficando em prono para completar a massagem pós-evento da parte superior do corpo. Quando o atleta está nessa posição, o profissional não consegue observar suas expressões tão facilmente. Ele deve, então, prestar mais atenção nas reações corporais do atleta à massagem, uma vez que sua face não está visível. O profissional realiza os passos de 1 a 15 em cada lado das costas.

1. Aplique manobras de deslizamento nas costas, do ombro na direção do quadril, por 30 segundos. Utilize ambas as mãos, uma em cada lado da coluna vertebral, começando nos ombros e deslizando até o quadril. Ajuste a pressão em relação ao nível de conforto do atleta.
2. Aplique fricção circular, do ombro na direção do quadril, durante 30 segundos. Coloque uma mão em cima da outra e realize movimentos circulares.
3. Aplique compressão próximo à coluna vertebral, do quadril na direção do ombro. Aplique três manobras de compressão ao longo dessa linha.

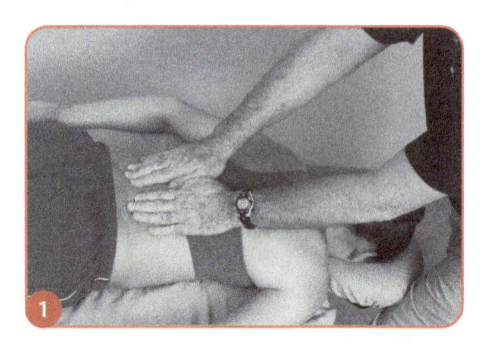

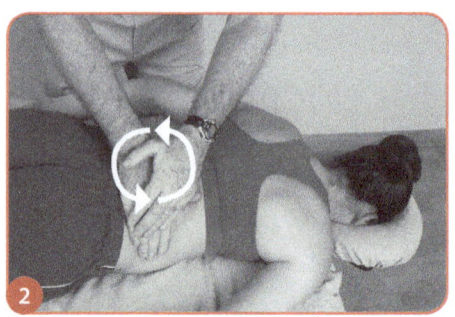

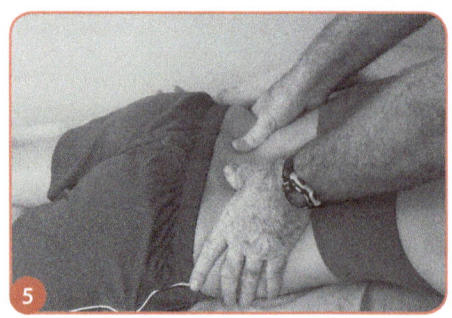

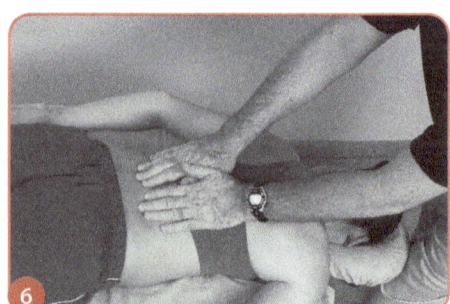

MASSAGEM PARA O DESEMPENHO ESPORTIVO **121**

4. Aplique manobras de compressão na parte superior dos ombros, começando com a parte de fora e trabalhando na direção da base do pescoço. O profissional deve aplicar essa técnica em pé, na extremidade da mesa.
5. Aplique pressão direta suavemente em ambos os lados da coluna vertebral, dos ombros na direção do quadril. Utilize os polegares, segurando de 8 a 10 segundos, e ajuste a pressão de acordo com o nível de conforto do atleta.
6. Aplique deslizamento compressivo nas costas como manobras de finalização por 30 segundos. Utilize ambas as mãos, uma em cada lado da coluna vertebral, começando nos ombros e deslizando até o quadril. Ajuste a pressão em relação ao nível de conforto do atleta.
7. Aplique manobras de deslizamento nos músculos da parte anterior do antebraço, do punho na direção do cotovelo, durante 10 segundos.
8. Aplique três manobras de compressão nos músculos da parte anterior do antebraço, do cotovelo na direção do punho.

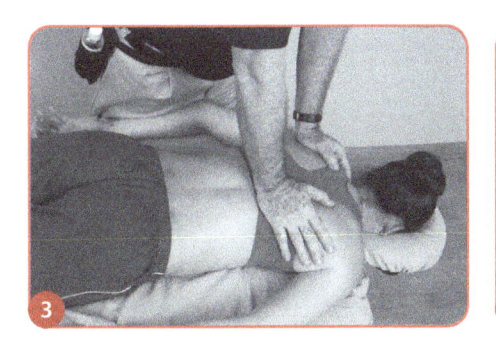

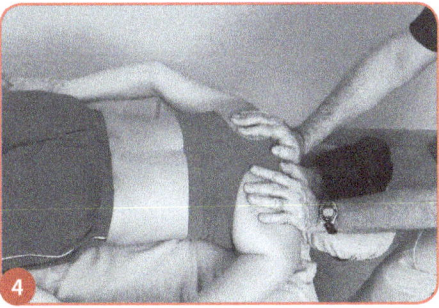

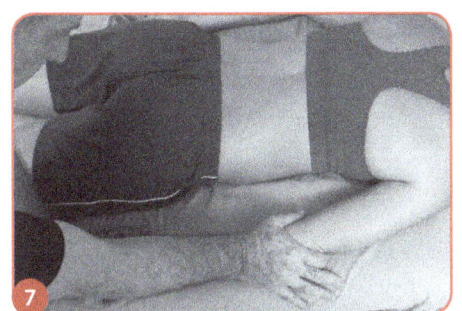

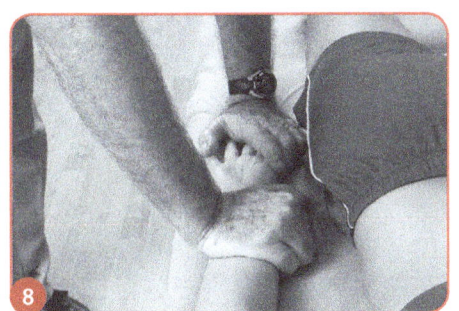

(continua)

Parte posterossuperior do corpo *(continuação)*

9. Aplique três manobras de apertar e sacudir nos músculos da parte anterior do antebraço.
10. Aplique deslizamento compressivo no braço, do cotovelo na direção do ombro, por 10 segundos.
11. Aplique três manobras de compressão no braço, do ombro na direção do cotovelo.
12. Aplique manobras de apertar e sacudir no braço, do cotovelo na direção do ombro, durante 10 segundos.

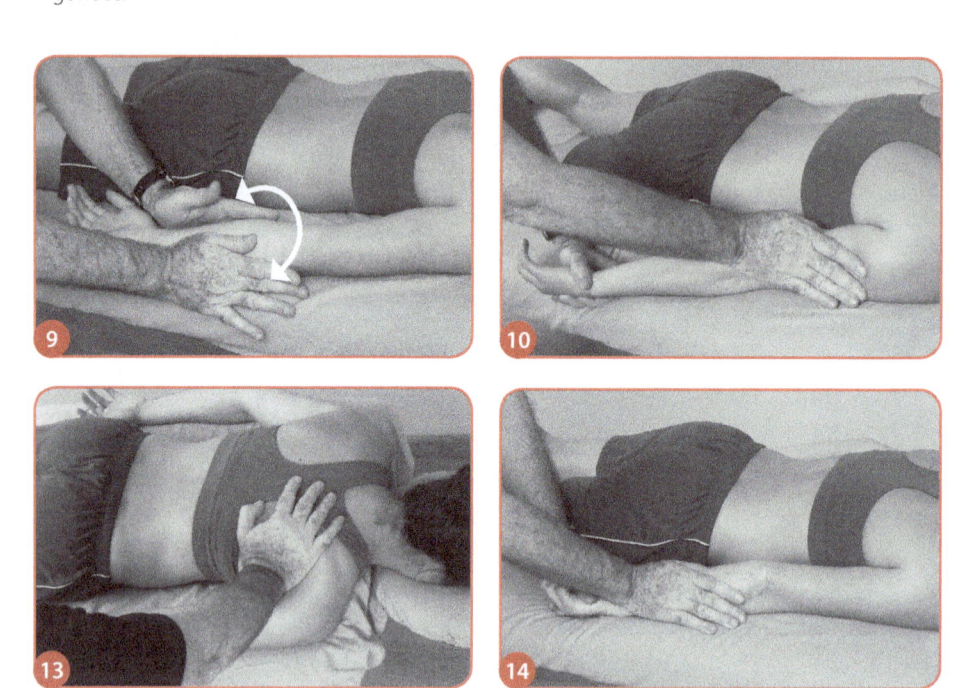

13. Aplique manobras de compressão na escápula utilizando a palma da mão com movimentos rítmicos de bombeamento.
14. Aplique manobras de deslizamento no braço, do punho na direção do ombro, por 10 segundos.
15. Finalize com manobras de deslizamento compressivo ao longo das costas, na direção do quadril.

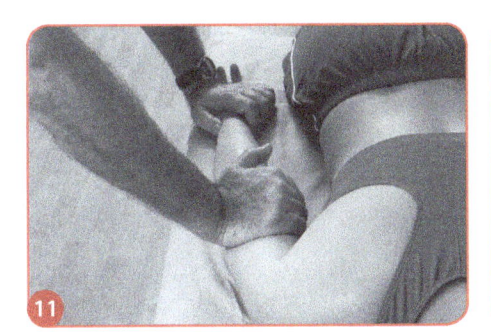

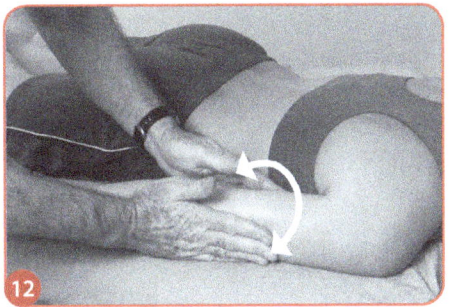

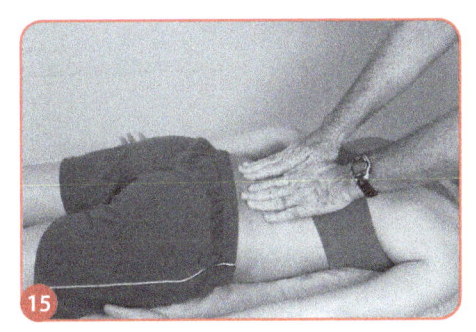

Rotina de pós-evento para a parte inferior do corpo

Parte anteroinferior do corpo

O profissional pede ao atleta que se vire na mesa e fique em supino. Ele realiza os passos de 1 a 12 em uma perna e, então, repete o processo na outra.

1. Aplique manobras de deslizamento compressivo com óleo na parte anteroinferior da perna, do tornozelo na direção do joelho, por 10 segundos.
2. Aplique manobras de amassamento nos músculos da parte anteroinferior da perna, do joelho na direção do tornozelo. Repita três vezes.
3. Aplique manobras de compressão nos músculos da parte anteroinferior da perna, do joelho na direção do tornozelo, em três linhas: na parte de fora, no topo e na parte de dentro. Aplique-as três vezes em cada linha.
4. Aplique três manobras de alargamento, do joelho na direção do tornozelo.
5. Aplique três manobras de apertar e sacudir nos músculos da parte anteroinferior da perna, do joelho na direção do tornozelo.

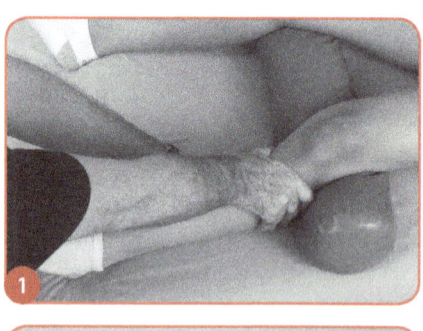

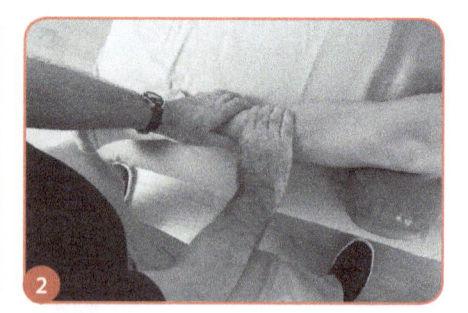

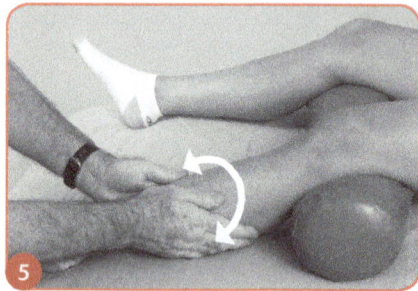

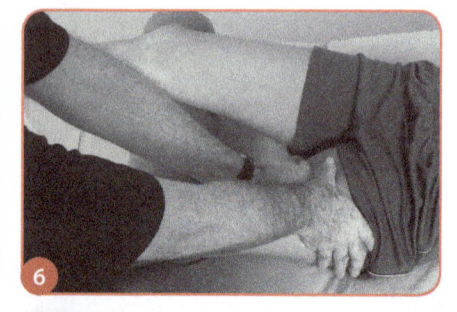

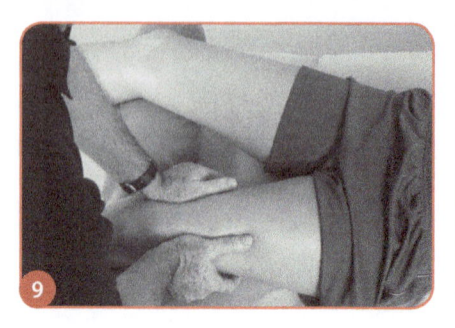

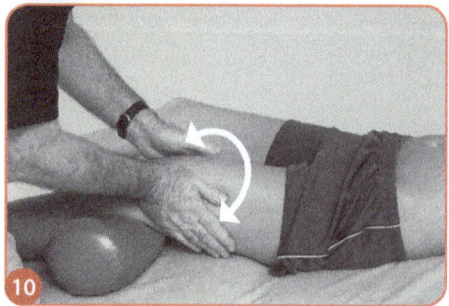

6. Aplique manobras de deslizamento com óleo na parte anterior da coxa, do joelho na direção do quadril, por 10 segundos.
7. Aplique manobras de amassamento nos músculos da parte anterior da coxa, do quadril na direção do joelho, em três linhas: na parte de dentro, no meio e na parte de fora. Aplique-as três vezes em cada linha.
8. Aplique manobras de compressão nos músculos da parte anterior da coxa, do quadril na direção do joelho, em três linhas. Repita-as três vezes em cada linha.
9. Aplique manobras de alargamento nos músculos da parte anterior da coxa, do quadril na direção do joelho.
10. Aplique três manobras de apertar e sacudir nos músculos da parte anterior da coxa, do quadril na direção do joelho.
11. Aplique a amplitude de movimentos joelho-tórax. Depois de o atleta realizar uma elevação da perna estendida, faça com que dobre o joelho. Após isso, puxe esse joelho suavemente em direção ao seu tórax. Aplique três vezes a amplitude de movimentos joelho-tórax. Por fim, retorne a perna para a posição de repouso na mesa de massagem.
12. Aplique elevação da perna estendida. Faça com que o atleta eleve uma perna, com o joelho travado, o máximo possível até que ela pare. Mantenha a posição alongada por dois segundos e, então, retorne-a à posição inicial. Aplique três vezes a elevação da perna estendida.

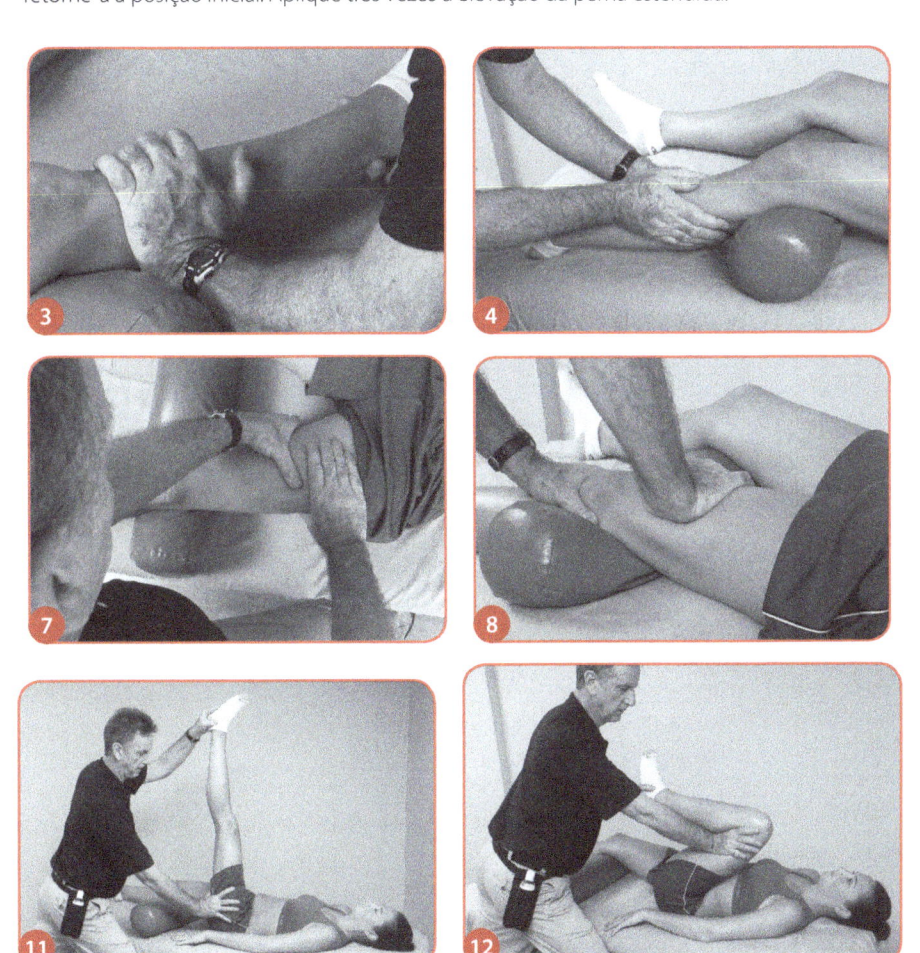

Parte posteroinferior do corpo

O profissional pede ao atleta que se deite na mesa em prono, com os pés apoiados sobre uma almofada. Nessa posição, é menos provável que os músculos da panturrilha sofram cãibras. O profissional completa os passos de 1 a 14 em cada perna e no quadril.

1. Aplique deslizamento compressivo com óleo nos músculos da panturrilha, do tornozelo na direção do joelho, por 10 segundos.
2. Aplique três manobras de amassamento nos músculos da panturrilha, do joelho na direção do tornozelo. Ajuste a pressão de acordo com o nível de conforto do atleta.
3. Aplique manobras de compressão nos músculos da panturrilha, do joelho na direção do tornozelo, em três linhas: na parte de fora, no meio e na parte de dentro da panturrilha. Aplique-as três vezes em cada linha.

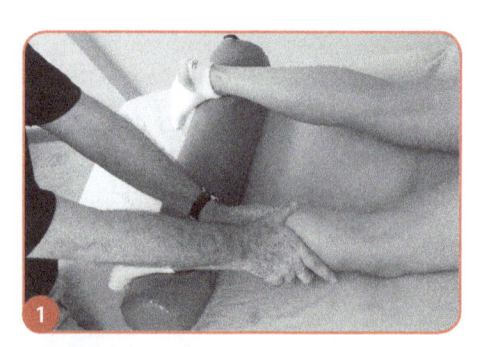

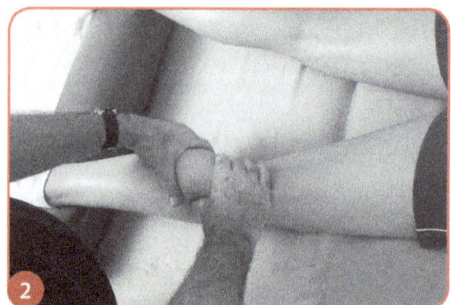

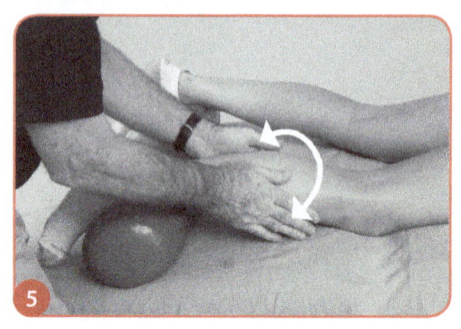

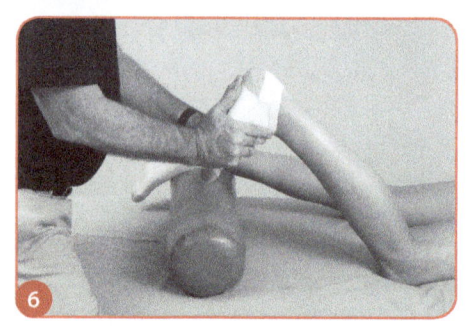

MASSAGEM PARA O DESEMPENHO ESPORTIVO **127**

4. Aplique três manobras de alargamento nos músculos da panturrilha, do joelho na direção do tornozelo.
5. Aplique manobras de apertar e sacudir nos músculos da panturrilha três vezes, do joelho na direção do tornozelo.
6. Alongue suavemente os músculos da panturrilha, empurrando o calcanhar do atleta na direção da cabeça dele. Mantenha a posição alongada por dois segundos e, então, retorne à posição inicial. Repita-o três vezes.
7. Aplique manobras de deslizamento compressivo com óleo na parte posterior da coxa, do joelho na direção do quadril, durante 10 segundos.
8. Aplique manobras de amassamento nos músculos da parte posterior da coxa, do quadril na direção do joelho, em três linhas: na parte de dentro, no meio e na parte de fora da coxa. Aplique-as três vezes ao longo de cada linha.

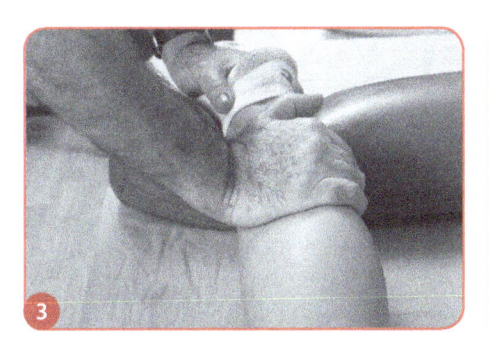

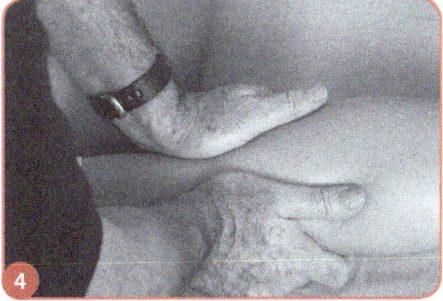

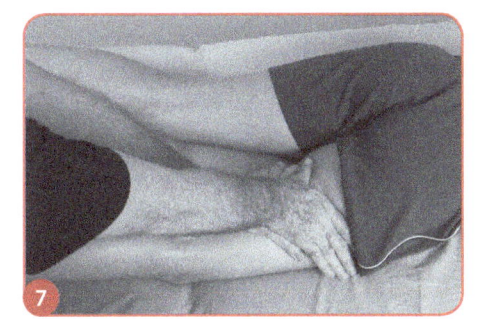

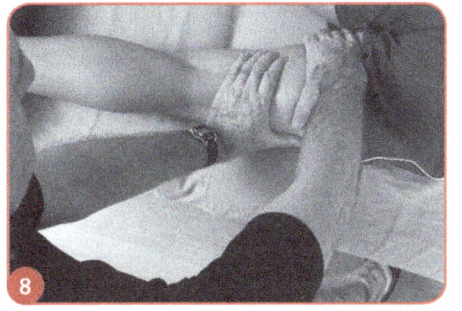

(continua)

Pós-evento

Parte posteroinferior do corpo *(continuação)*

9. Aplique manobras de compressão nos músculos da parte posterior da coxa ao longo de três linhas: na parte de dentro, no meio e na parte de fora. Ajuste-as de acordo com o nível de conforto do atleta e aplique-as três vezes.
10. Aplique três manobras de alargamento nos músculos da parte posterior da coxa, do quadril na direção do joelho.
11. Aplique três manobras de apertar e sacudir nos músculos da parte posterior da coxa, do quadril na direção do joelho.
12. Levante a perna do atleta e movimente-a na direção do quadril. Devagar, realize esse alongamento três vezes.
13. Aplique manobras de compressão nos músculos da parte posterior da coxa com a palma da mão. Comece no topo da parte posterior do quadril e, então, aplique compressão em volta dessa articulação.
14. Aplique amplitude de movimentos. Levante a perna do atleta em um ângulo de 90 graus, com uma mão no tornozelo e a outra no quadril do atleta, para aplicar compressão nos músculos do quadril enquanto a perna é balançada. Mova o tornozelo para dentro e para fora três vezes. Após isso, retorne à posição inicial na mesa de massagem.

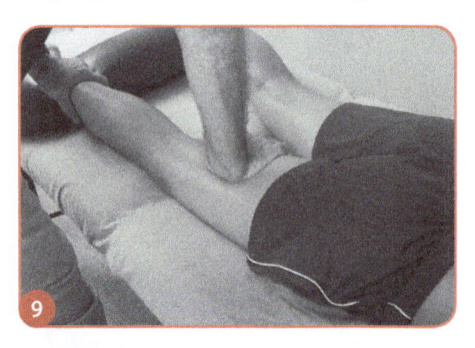

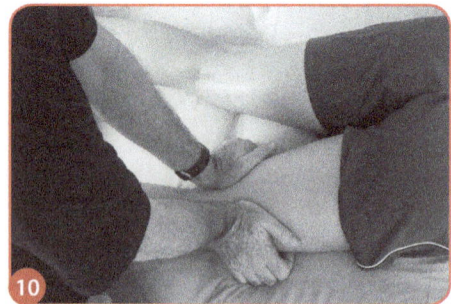

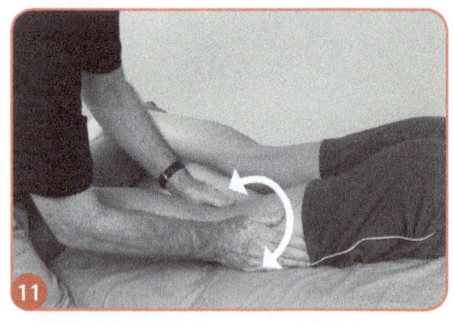

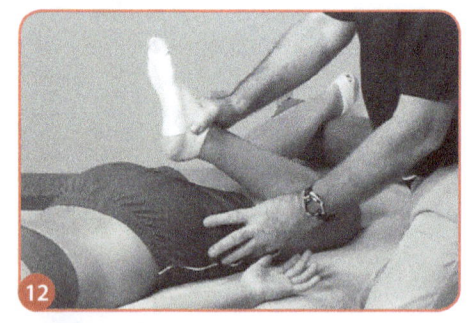

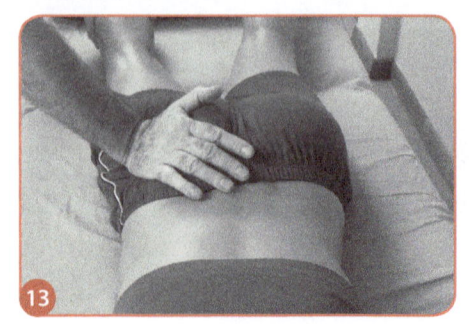

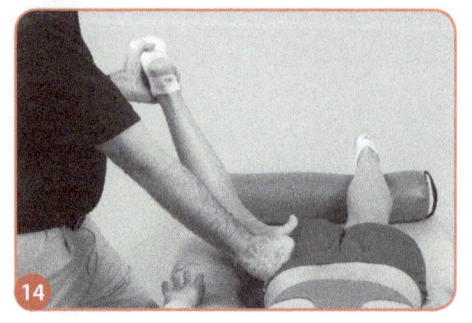

Após a massagem

Após administrar a massagem esportiva pós-evento, o profissional pode ajudar o atleta a se levantar da mesa de massagem. Ao fazê-lo, deve olhar em seus olhos para certificar-se de que está atento e alerta. Um indivíduo que se exercitou ou competiu até a exaustão pode estar levemente desidratado. Pode ser que o atleta se sinta um pouco tonto ao se levantar. Além disso, conforme ele começa a utilizar seus músculos outra vez, podem ocorrer cãibras. Em temperaturas muito altas ou muito baixas, o profissional deve assegurar que o atleta esteja vestido apropriadamente ao sair do local da massagem.

CAPÍTULO 8

Massagem de recuperação

O propósito da massagem de recuperação é reduzir a dor, restabelecer o fluxo sanguíneo, promover a drenagem linfática e restituir o equilíbrio e a sensação de bem-estar. Assim como na pós-evento, a aplicação de massagem no tecido profundo pode ser inapropriada durante a de recuperação, uma vez que isso pode irritar o corpo do atleta. A massagem de recuperação é normalmente administrada de 1 a 3 dias após o evento. O intervalo garante ao corpo tempo suficiente para alcançar um estado mais homeostático – ou seja, que tenha tido oportunidade de voltar ao equilíbrio. Entretanto, mesmo em um período de 24 horas após um evento de longa duração, é improvável que o corpo do atleta tenha se recuperado por completo. Devido a isso, a massagem realizada durante esse período é referida como massagem de recuperação. Quando o atleta completa sessões de exercício ou provas de longa duração, seu corpo pode estar levemente desidratado, inflamado, exausto e lesionado, assim como pode estar cheio de endorfinas que, naturalmente, reduzem a dor; em função disso, ele pode não sentir com precisão os efeitos que as técnicas de massagem e o alongamento terapêutico estão surtindo em seu corpo. Assim, ele não é capaz de fornecer ao profissional um retorno em relação a profundidade e pressão da massagem.

A massagem esportiva de recuperação pode ser uma técnica empregada no corpo inteiro. Ao contrário das massagens pré e pós-evento, a de recuperação não é realizada no local do evento. O tempo requerido para administrá-la não é crucial para os resultados pretendidos. Em geral, enquanto a massagem pré-evento dura em torno de 15 minutos, e a pós-evento, 30 minutos, a de recuperação pode durar de 60 a 90 minutos. As suas técnicas podem ser realizadas mais devagar e com mais profundidade do que as feitas em eventos. Na massagem de recuperação, o profissional busca encontrar as áreas doloridas, inflamadas ou hipersensíveis do corpo do atleta para ajudar a acelerar o processo de recuperação. São realizadas de forma lenta para não machucar o indivíduo e acalmá-lo. Um atleta pode requisitá-la por estar dolorido dos pés à cabeça ou apenas para uma perna ou costas, por exemplo. Nesse procedimento, cabe a ele decidir se quer recebê-la no corpo todo ou se deseja apenas em áreas específicas.

Avaliação da massagem de recuperação

Antes de administrar uma massagem de recuperação, o profissional deve avaliar o histórico médico do atleta e conduzir uma breve entrevista; deve se certificar de que o esportista tenha tido tempo para descansar, hidratar-se e alimentar-se antes do tratamento. Muitas vezes, o profissional consegue identificar se o atleta está bem ou não apenas observando-o, isso é o primeiro passo na avaliação para a massagem de recuperação. O profissional não deve se comportar de maneira tola e sorridente caso o atleta esteja irritado, triste ou sentindo dor. A sua atitude deve ser condizente com as necessidades do indivíduo a sua frente. É possível, em algumas ocasiões, saber se o time venceu ou perdeu apenas pelo comportamento do atleta na sala de treinamento no dia seguinte.

Um formulário como o que foi apresentado no Capítulo 1 possui espaço para o nome, a data e o esporte do atleta. Manter os registros dos procedimentos permite ao profissional familiarizar-se mais com cada indivíduo e com os tipos de tratamentos requeridos para cada esporte. Um profissional pode atender de 25 a 30 esportistas em um dia, sendo que eles podem vir de diversas modalidades para a massagem. Possuir um formulário de avaliação permite saber com que tipo de atleta está tratando, assim como quais partes do seu corpo precisam de tratamento.

Ao entregar o formulário de avaliação, com uma figura do corpo inteiro, é possível que o profissional observe o atleta se mover em várias direções antes de preenchê-lo. Tal processo ajuda o indivíduo a sentir seu próprio corpo e a identificar quais partes dele precisam de tratamento e o quanto elas estão doloridas, tornando mais fácil a comunicação dessas informações. Por sua vez, ao ouvi-las, o profissional pode ajustar a pressão das técnicas de massagem para se adequar às necessidades do corpo do atleta.

O verso do formulário deve conter uma área para que o profissional registre as notas que fez durante a avaliação, as técnicas utilizadas e os seus resultados. Nada pode ser mais frustrante para o atleta do que ter de explicar tudo para um novo profissional a cada tratamento. Quando se mantém registros rigorosos, outros profissionais podem ler sobre quais condições o atleta já foi tratado anteriormente, quais tipos de técnicas de massagem foram utilizadas e como seu corpo respondeu ao tratamento. Além disso, manter anotações precisas também permite monitorar a maneira como o atleta está respondendo ao tratamento ao longo de semanas.

Três tipos de informação importantes que devem ser consideradas ao se registrar tratamentos de massagem de recuperação são o estado de ânimo do atleta (bom, ruim ou indiferente), o nível de dor que ele está sentindo (mais dor, menos dor ou mesmo nível) e os movimentos de suas articulações (mais, menos ou mesmo nível de amplitude de movimentos). Registrá-las permite avaliar a eficácia do tratamento que está sendo administrado. Caso o atleta esteja de bom humor, sentindo menos dor e movimentando facilmente seu corpo, os tratamentos de massagem foram eficazes. Ao observar o modo como o atleta se movimenta e como ele reage à pressão das técnicas de massagem, o profissional consegue identificar se ele está sentindo menos dor. No caso da amplitude de movimentos, é identificado se houve melhora movimentando as articulações durante a massagem e observando os movimentos do atleta após o tratamento. Se o resultado não for favorável, o profissional deve sentar com o atleta e discutir as modificações necessárias.

Verificar como o atleta marca a figura do corpo no formulário pode ajudar na avaliação em relação ao direcionamento da massagem. Além disso, questioná-lo sobre como o preencheu também pode ajudar o profissional a proporcionar uma massagem mais eficaz. Com frequência, os atletas marcam as costas, as pernas e os braços com traços fortes; em geral, isso significa que músculos inteiros estão doloridos. Ao tratá-los, técnicas de massagem não específicas, como deslizamento, amassamento, compressão e manobras de alargamento, são apropriadas.

Quando os atletas marcam a figura com pequenos círculos ou X, geralmente, uma área dolorida específica precisa de tratamento. É aconselhável perguntar se ele contraiu uma lesão durante a competição. Saber por quanto tempo o indivíduo tem o problema e se a causa já foi avaliada é bastante importante. O diagnóstico de problemas de saúde não faz parte da prática do profissional; caso o atleta procure um tratamento para uma condição grave, ele deve saber se um médico já a diagnosticou anteriormente.

Quando nenhum outro profissional de saúde está disponível, deve-se tomar cuidado ao tratar o atleta, especialmente se ele sofre de uma lesão aguda e está sentindo muita dor. Algumas das condições que com frequência podem ser tratadas em uma sala de treinamento são: áreas hipersensíveis, pontos-gatilho, músculos sobrecarregados e tensos, estiramentos musculares e entorses de ligamentos. Saber exatamente o que causou a dor em tais casos é crucial para a realização do tratamento apropriado.

O escopo deste livro não permite a discussão de técnicas de avaliação detalhadas; contudo, a condução de um simples exame de pressão direta pode evitar que o treinador realize uma massagem em uma área que não deve ser tratada. Esse exame é realizado por meio da localização das áreas mais sensíveis marcadas na figura e da aplicação de pressão moderada nelas. Quando essa pressão é aplicada pela primeira vez em um local, a sensação é, em geral, mais intensa. Com a sustentação da pressão, a intensidade deve baixar rapidamente (em torno de 10 a 12 segundos), uma vez que os sistemas nervoso e muscular respondem de modo muito rápido quando estimulados. O primeiro interpreta as sensações causadas pela pressão direta e o segundo se adapta com base em tais sensações.

Se a intensidade das sensações decorrentes da pressão direta moderada não diminui ligeiro, isso indica que o tecido não é capaz de funcionar de maneira apropriada e que a lesão ainda se encontra em estágio agudo. Diante disso, não é aconselhável continuar pressionando ou estressando a região dolorida. Em vez disso, o profissional deve utilizar o RICE, que é o tratamento de primeiros socorros para lesões dos tecidos moles (repouso, gelo, compressão e elevação). Caso tal procedimento esteja dentro do escopo da prática do profissional, sua aplicação é apropriada em áreas hipersensíveis nas quais a intensidade da sensação não reduz com a pressão moderada. Na maioria dos casos menos graves de dor, o corpo se recupera dentro de 48 a 72 horas. É aconselhável que o atleta aplique gelo em uma área hipersensível de 2 a 3 vezes ao dia, até que a dor diminua. O profissional também pode massagear em volta de do local do corpo que esteja muito sensível para ser tratado no momento.

Técnicas de massagem de recuperação

As técnicas utilizadas na massagem de recuperação devem ser, principalmente, de natureza restauradora. Devem ser aplicadas as básicas, com pressão firme. Esse tipo de massagem incorpora técnicas não utilizadas nas pré e pós-evento, como manobras deslizantes, pressão direta e fricção cruzada das fibras. As primeiras permitem ao profissional escorregar as mãos ao longo de áreas inteiras para determinar rapidamente se há locais hipersensíveis, pontos-gatilho ou tendinite. Já a segunda é aplicada em áreas hipersensíveis e mantida até que a sensação seja atenuada. Por fim, a última é aplicada nos ligamentos dos músculos para reduzir a dor nos tendões.

As manobras deslizantes, a pressão direta e a fricção cruzada das fibras são incorporadas à massagem de recuperação devido ao seu efeito terapêutico. São técnicas menos invasivas, com as quais o corpo tem melhores condições de lidar após um período de descanso de uma sessão de exercícios ou competição. A última coisa que um atleta deseja logo após se exercitar é que o profissional pressione seus músculos. Contudo, após um período de descanso, aplicar pressão em um músculo geralmente alivia a tensão. A fricção cruzada das fibras também pode ser usada para reduzir a dor muscular e os espasmos durante a massagem de recuperação; no entanto, não deve ser usada nas massagens pré ou pós-evento devido à possibilidade de inflamação do tecido muscular.

Deslizamento compressivo

A técnica de deslizamento compressivo consiste em manobras deslizantes, de pressão moderada, aplicadas ao longo de uma extensa área do corpo. Podem ser aplicadas de maneira rápida ou lenta, para estimular ou relaxar as terminações nervosas. O deslizamento compressivo aumenta a circulação no local, por meio da liberação de histaminas no corpo, que causam a vasodilatação das paredes capilares. Ele auxilia o movimento linfático e aumenta o retorno venoso, empurrando o sangue com a utilização de pressão mecânica. É uma das manobras mais importantes aplicadas durante a massagem de recuperação.

Ao realizar o deslizamento compressivo, o profissional precisa aplicar óleo, loção ou creme na área do corpo que está sendo massageada. Sem um lubrificante, as manobras causam irritação, devido ao excesso de fricção entre as mãos do profissional e a pele do atleta. É preciso prática para saber a quantidade exata de lubrificante usada para massagear cada parte do corpo. Deve-se utilizar produto suficiente para permitir que as mãos deslizem sobre o local massageado sem escorregar demais; a quantidade varia de acordo com o tipo utilizado e também conforme a pele massageada. Caso seja muito seca, um pouco mais de lubrificante deve ser usado para permitir o deslize. O melhor é não usar muito no início, pois sempre se pode adicionar um pouco mais durante a massagem. Se for aplicado muito, será preciso retirar o excesso com uma toalha. O profissional deve perguntar se o atleta possui alguma preferência em relação ao lubrificante, pois alguns indivíduos podem ser alérgicos a determinadas marcas; o atleta deve ser sempre consultado antes da aplicação de qualquer produto em seu corpo.

Amassamento

As manobras de amassamento, ou movimentos de amassamento, consistem em uma técnica em que o profissional pega, espreme e pressiona o tecido. A aplicação de amassamento pode aumentar o fluxo sanguíneo, extrair os resíduos metabólicos, romper aderências – por meio da separação de camadas de tecido –, afetar o tônus do músculo, reduzir a dor muscular e aliviar a fadiga geral. Na massagem esportiva de recuperação, essa técnica ajuda a romper aderências que podem se formar entre as camadas de tecido conforme o corpo desaquece, durante períodos de inatividade ou sono.

Compressão

Manobras de compressão são aplicadas ao ventre dos músculos por meio de movimentos rítmicos de bombeamento com as mãos ou os pés. A compressão é alcançada prendendo-se os ventres dos músculos entre a mão ou o pé e uma superfície dura do corpo, como um osso. O bombeamento rítmico conduz sangue ao músculo e espalha as fibras musculares. A atividade intensa causa dor após o exercício, o que aumenta o tônus muscular. Por sua vez, este diminui o fluxo sanguíneo e encurta o ventre do músculo. Manobras de compressão são aplicadas na massagem de recuperação para espalhar as fibras musculares, aumentando, assim, o fluxo sanguíneo e auxiliando o retorno do ventre do músculo a seu tônus natural.

Manobras deslizantes

As manobras deslizantes são utilizadas para localizar regiões hipersensíveis ao longo de grandes áreas musculares. São realizadas aplicando-se pressão com as mãos ou os polegares na inserção (distal) do músculo e deslizando-se ao longo dele na direção da sua origem (proximal). As manobras deslizantes devem ser aplicadas enquanto o atleta realiza a amplitude de movimentos ativa.

Vejamos um exemplo da aplicação dessas manobras. Os atletas com frequência reclamam de dor em suas tíbias na massagem de recuperação. Para tratá-la, manobras deslizantes são aplicadas fazendo-se com que o atleta flexione seu pé para cima, na direção da cabeça. O profissional posiciona o polegar na parte de fora da tíbia e, conforme desliza o polegar na direção do joelho, o atleta estende seu pé na direção do chão. As manobras deslizantes podem ser aplicadas três ou quatro vezes, reduzindo a dor na tíbia do atleta. Caso áreas hipersensíveis sejam encontradas no músculo durante a aplicação dessa técnica, o profissional pode parar e aplicar pressão direta sobre elas até que a dor diminua.

Pressão direta

Após a localização de áreas hipersensíveis ou pontos-gatilho, a pressão direta é aplicada para reduzir a sensibilidade. A técnica é administrada pressionando-se um local com o dedo, a palma da mão, o cotovelo ou o pé, mantendo-se pressão contínua. Se o atleta se sente confortável, ela é mantida, e o nervo motor que chega ao músculo responde adaptando-se ao aumento de pressão. Quando é removida, o tônus do músculo diminui, com aumento do fluxo sanguíneo e da amplitude de movimentos. A pressão direta também aumenta a estimulação sensorial no tecido, permitindo que o atleta sinta uma área específica do corpo.

Fricção cruzada das fibras

O objetivo da fricção cruzada das fibras é agitar levemente o tecido; isso pode trazer sangue para a área, acabar com espasmos no músculo, bem como amolecer a matriz do tecido cicatricial em formação, de modo que a cicatriz fique mais flexível. A fricção cruzada das fibras, ou fricção transversa profunda, é aplicada com os dedos em um músculo, tendão ou ligamento, em uma área exata, com pressão firme e consistente. Quando utilizada na massagem esportiva de recuperação, em geral, é aplicada após a pressão direta ter reduzido o nível de intensidade no tecido. Essa técnica não deve aumentar o desconforto no local que está sendo tratado.

Manobras de alargamento

O propósito das manobras de alargamento é diminuir a largura do ventre dos músculos para aumentar seu comprimento. Um músculo com maior largura e comprimento contrai-se de modo mais eficaz. As manobras de alargamento são aplicadas no ventre dos músculos com as mãos juntas, no centro do músculo. Um movimento para baixo e para fora é utilizado principalmente nas extremidades. Podem ser realizadas com a amplitude de movimentos ativa. O seu uso na massagem esportiva de recuperação é feito, no geral, ao final do tratamento de uma área, para ajudar o músculo a incorporar técnicas de massagem mais específicas.

Ao massagear o corpo do atleta, o profissional inicia com técnicas menos invasivas, passa para as mais invasivas e, então, retorna para as menos invasivas. Essa rotina torna o procedimento mais confortável para o atleta. As manobras de alargamento, junto com o deslizamento compressivo, são ótimas manobras de finalização para as extremidades do corpo.

Apertar e sacudir

A técnica de apertar e sacudir pode estimular o tecido muscular, se aplicada rapidamente, ou aliviar o estresse e a tensão, se aplicada de modo suave. As manobras de apertar e sacudir são aplicadas levantando-se e sacudindo-se a pele e os músculos dos braços e das pernas. São ótimos para a massagem esportiva de recuperação, pois ajudam a preparar o tecido para a amplitude de movimentos e alongamento.

Amplitude de movimentos

As técnicas de amplitude de movimentos são realizadas movimentando-se ativa ou passivamente uma articulação pela sua amplitude de movimentos. A forma passiva é muito utilizada para alongar e proporcionar percepção articular. Já a ativa pode ser aplicada durante a realização de outras técnicas de massagem, para maximizar seus efeitos ou proporcionar um alongamento mais intenso. Em geral, os atletas nem mesmo percebem a dor em articulações ou músculos até que o profissional os movimente ao longo de diversas amplitudes de movimentos.

Os atletas não podem pedir para que o profissional trate uma área específica do corpo quando nem mesmo sabem qual precisa de tratamento. Pedir ao atleta que balance uma articulação e os músculos ligados a ela aumenta o seu nível de consciência acerca da sensação causada por essa articulação. Além disso, a amplitude de movimentos pode ajudar a reeducar os músculos após o término das técnicas de massagem. Após a aplicação destas, em geral, o nível de tensão no interior dos músculos é alterado. Quando o profissional move uma articulação ao longo da amplitude de movimentos, o sistema nervoso incorpora tais mudanças na tensão muscular resultante da massagem.

Alongamento terapêutico

As técnicas de alongamento terapêutico são aplicadas no corpo por meio da movimentação das articulações ao longo de sua amplitude de movimentos. Elas podem ser realizadas com movimentos passivos ou ativos. Alongamentos ativos são realizados por atletas quando contraem seus músculos para movimentar uma parte do corpo. Já os passivos são feitos quando o profissional movimenta uma parte do corpo do atleta ao longo de uma amplitude de movimentos. O objetivo do alongamento deve ser o aquecimento dos músculos, a diminuição da rigidez, o aumento da amplitude de movimentos e a reabilitação de lesões. O uso dessa técnica na massagem esportiva de recuperação pode restabelecer o fluxo sanguíneo, reduzir a dor após o exercício e reeducar os músculos para que retornem ao seu funcionamento normal.

Administrando a massagem de recuperação

Uma massagem esportiva de recuperação pode durar de 30 a 90 minutos; músicas relaxantes devem ser colocadas para tocar, e o profissional deve estar sempre atento a sinais de sensibilidade e dor. São usados óleos ou lubrificantes para proporcionar o deslizamento apropriado das mãos durante a aplicação das técnicas de massagem. Estas podem ser administradas com o atleta vestindo poucas roupas. Nesse caso, é essencial a utilização de cobertas apropriadas.

Antes da realização da massagem, o profissional deve revisar a figura preenchida pelo atleta no formulário de avaliação. Com base na breve entrevista e nas informações marcadas na figura, ele deve determinar qual posição o atleta deve assumir para o melhor tratamento de suas necessidades. O profissional quer que o atleta sinta-se o mais confortável possível do início ao fim da massagem. A sua posição inicial depende crucialmente do retorno do próprio atleta. Caso ele venha sofrendo com espasmos musculares em uma parte do corpo durante a fase de recuperação, o profissional deve focar primeiro nessa área, para que o atleta sinta-se mais confortável durante o restante da massagem. Iniciar o procedimento com ele deitado em supino, em geral, é melhor, pois é possível se comunicar e observar as suas expressões faciais com mais facilidade nessa posição.

As rotinas de massagem de recuperação estão divididas em rotinas para as partes superior e inferior do corpo, para que o profissional escolha qual delas administrar caso não haja tempo para realizar ambas. No entanto, se houver tempo suficiente, a massagem de recuperação pode ser aplicada em todo o corpo. Na maioria dos casos, ela é iniciada com o atleta em supino. Para uma massagem de corpo inteiro, deve-se concluir um lado do corpo para depois pedir ao atleta que se vire na mesa, pois mudar constantemente de posição pode ser bastante desconfortável.

MASSAGEM PARA O DESEMPENHO ESPORTIVO **139**

Rotina de recuperação para a parte superior do corpo

Parte anterossuperior do corpo

A rotina inicia com o atleta em supino, com as palmas das mãos para baixo. Uma almofada deve ser colocada sob os seus joelhos. Os antebraços são um bom local para se iniciar a massagem de recuperação, para que o atleta possa sentir as técnicas usadas em uma área menos sensível de seu corpo; elas são aplicadas no antebraço, na mão, no braço, no ombro e, finalmente, no tórax. Essa sequência propicia uma transição harmônica de uma parte do corpo para outra. Os passos de 1 a 23 devem ser utilizados em cada lado.

1. Aplique deslizamento compressivo nos extensores do antebraço, do punho na direção do cotovelo, 10 vezes.
2. Aplique três manobras de compressão com a palma da mão nos extensores do antebraço, do cotovelo em direção ao punho.
3. Aplique manobras deslizantes nos extensores do antebraço, do punho na direção do cotovelo. Peça ao atleta que forneça um relato em relação à pressão que deve ser empregada.
4. Aplique pressão direta nos músculos do antebraço. Ao empregar as manobras deslizantes, pare nos locais ao longo dos músculos em que o atleta tenha demonstrado sentir dor e aplique a pressão direta. Peça para que ele forneça um relato em relação à pressão a ser utilizada.

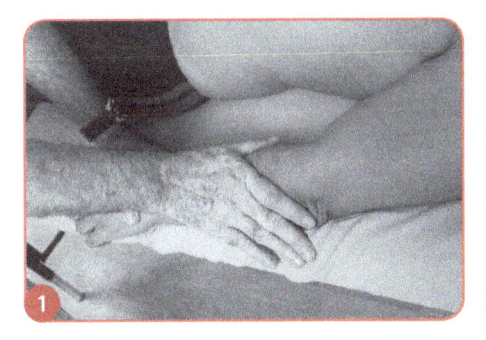

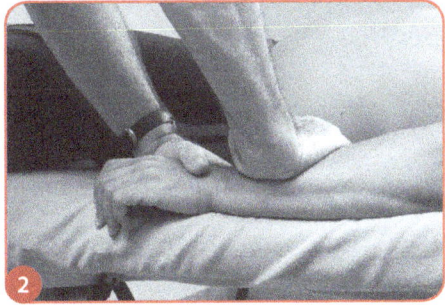

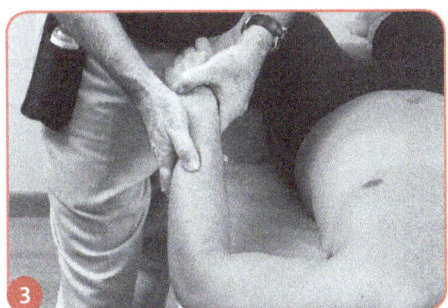

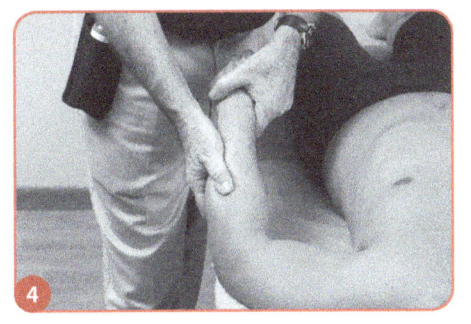

(continua)

Parte anterossuperior do corpo *(continuação)*

5. Aplique fricção cruzada das fibras suavemente no cotovelo sobre o epicôndilo lateral (projeção da extremidade do osso na parte lateral do cotovelo). Muitos dos músculos extensores do punho originam-se nesse local. Utilize o polegar para esfregar o epicôndilo lateral em movimenos para a frente e para trás. Ajuste a pressão de acordo com o nível de conforto do atleta.
6. Aplique manobras de alargamento nos músculos extensores do antebraço, do cotovelo na direção do punho. Posicione as palmas das mãos no centro do antebraço e afaste-as uma da outra, em um movimento na direção da parte de fora do antebraço. Ajuste a pressão de acordo com o nível de conforto do atleta.
7. Aplique manobras de apertar e sacudir nos músculos do antebraço. Para sacudir o antebraço, segure a mão do atleta e balance seu braço, do punho até o antebraço. Após isso, para apertar o antebraço, posicione-o entre as mãos e mova-as para trás e para a frente balançando-o.
8. Alongue os músculos do antebraço flexionando o punho e trazendo a palma da mão na direção do antebraço. Mantenha o punho na posição flexionada por dois segundos e, então, retorne à posição inicial. Aplique esse alongamento três vezes.

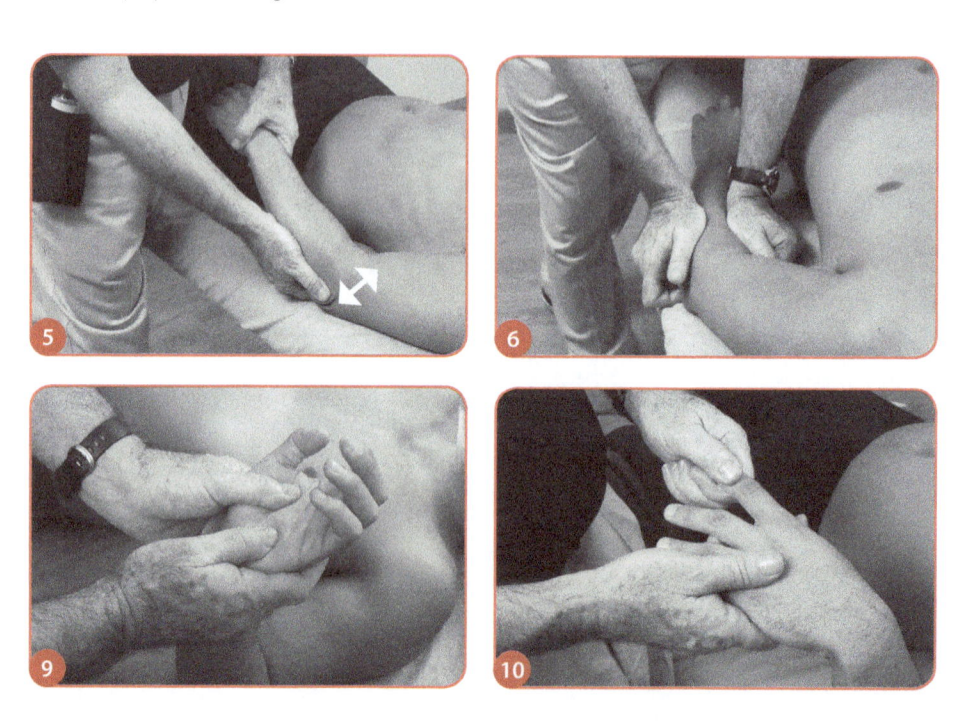

Recuperação

MASSAGEM PARA O DESEMPENHO ESPORTIVO   141

9. Massageie a palma da mão do atleta com ambos os polegares. Aplique pressão na direção oposta dos dedos. Comece com os polegares no centro da palma e aplique múltiplas manobras deslizantes do centro na direção da parte de fora da mão.
10. Dependendo do esporte ou da posição em que o atleta atua, os dedos também podem precisar de tratamento. Com o dedo indicador e o polegar, esfregue as articulações de cada dedo do atleta. Realize movimentos para a frente e para trás, com o indicador e com o polegar no tecido entre as articulações.
11. Caso seja apropriado, aplique amplitude de movimentos em cada dedo. Isso é alcançado empurrando-se suavemente a parte de trás dos dedos acima das articulações. Empurre a base dos dedos na direção da palma da mão do atleta. Após isso, com o polegar na ponta do dedo dele, mova-o na direção contrária da palma da mão. Por fim, afaste devagar o polegar do atleta da palma da mão. Todos esses movimentos podem ser realizados três vezes.
12. Aplique amplitude de movimentos no punho. Mova suavemente o punho para a frente e para trás e, então, de um lado para o outro. Aplique esses movimentos três vezes.

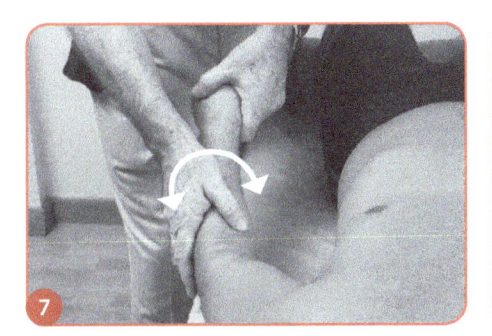

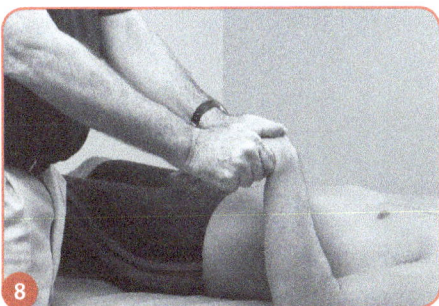

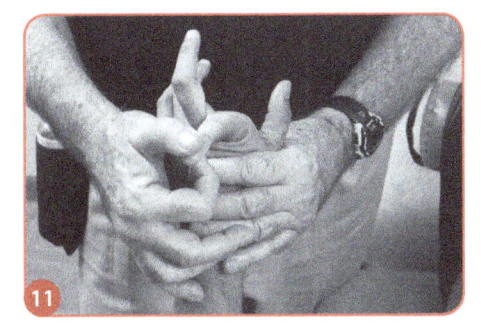

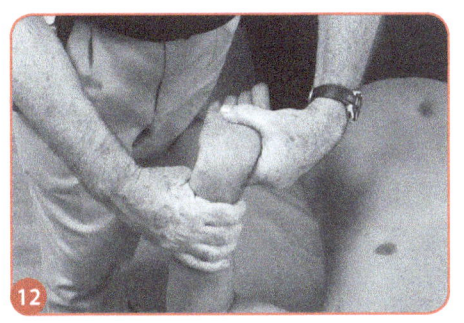

(continua)

Parte anterossuperior do corpo   *(continuação)*

13. Aplique deslizamento no braço, do cotovelo na direção do ombro. Circunde o braço com as mãos e deslize do cotovelo na direção do ombro, aplicando pressão firme.
14. Aplique manobras de compressão no braço três vezes, do ombro na direção do cotovelo. Com a palma da mão, aplique pressão no topo do braço em uma linha reta, do ombro na direção do cotovelo. Peça para que o atleta forneça um relato em relação à pressão exercida no braço.
15. Aplique manobras deslizantes no braço, da parte de baixo do cotovelo na direção do ombro. Não pressione a cavidade do cotovelo pois artérias, veias e nervos passam pelo local. Manobras deslizantes suaves podem ser aplicadas no braço, da região logo acima da cavidade do cotovelo até o ombro.
16. Aplique pressão direta no braço. Ao aplicar as manobras deslizantes no braço, o profissional pode parar e aplicar pressão direta nos locais em que forem encontrados pontos hipersensíveis. Mantenha a pressão direta no ponto hipersensível de 8 a 12 segundos. O braço é, em geral, uma área bastante sensível à massagem; portanto, a pressão nessa parte do corpo deve sempre ser confortável para o atleta.

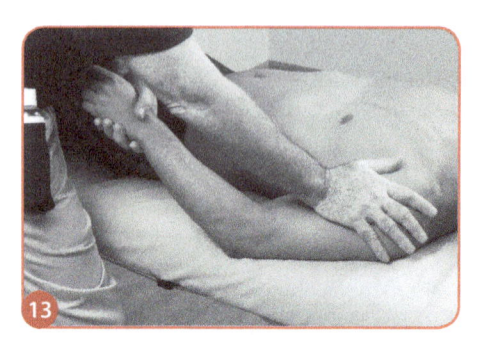

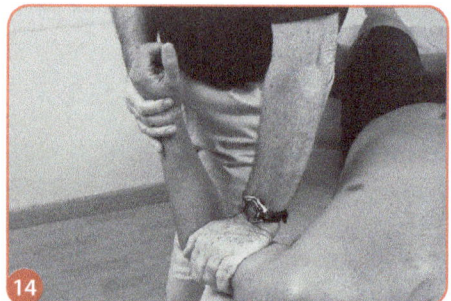

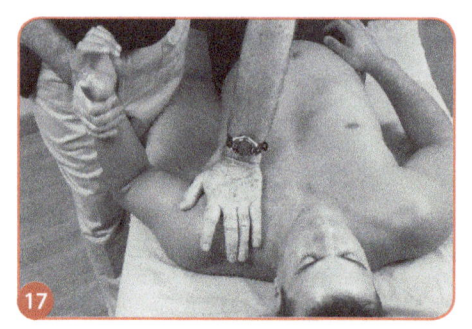

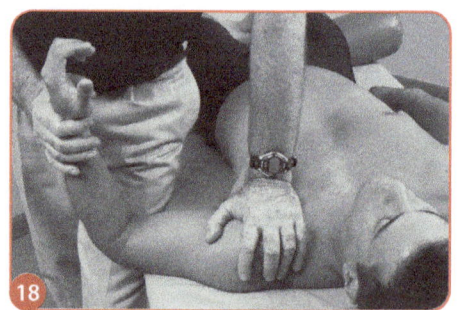

MASSAGEM PARA O DESEMPENHO ESPORTIVO   **143**

17. Aplique deslizamento compressivo no tórax. Comece posicionando os dedos no esterno, na parte de cima do peito, deslize os dedos e, então, as palmas das mãos para fora, na direção dos ombros. (Quando estiver massageando um atleta do sexo feminino, mantenha sempre um lençol cobrindo seus seios. Massageie os músculos da parte superior do tórax, acima dos seios e abaixo da clavícula, utilizando manobras do centro do tórax na direção dos ombros.) Aplique as manobras três vezes. A área do tórax pode ser bastante sensível; portanto, peça um retorno ao atleta em relação à pressão a ser utilizada.
18. Aplique manobras de compressão na parte lateral do tórax com a palma da mão, trabalhando do esterno na direção do ombro, em um movimento para fora. Realize manobras de compressão no tórax três vezes.
19. Caso seja necessário, aplique manobras deslizantes na parte lateral do tórax. Deslize os dedos do esterno na direção do ombro. Trabalhe desde a parte inferior do esterno até a clavícula. Caso pontos hipersensíveis sejam localizados, mantenha pressão direta de 8 a 12 segundos. Finalize com algumas manobras de deslizamento.

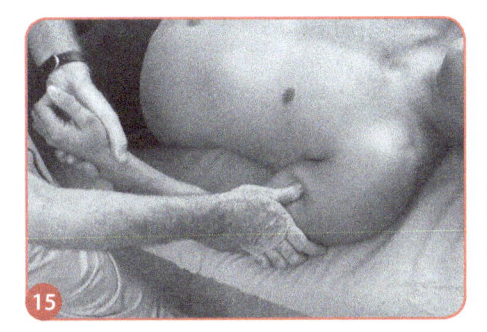

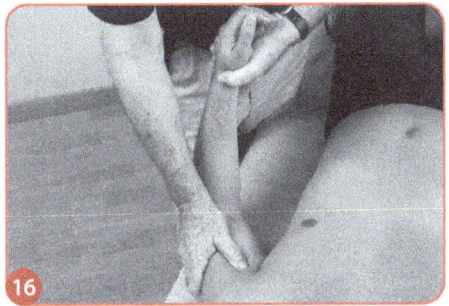

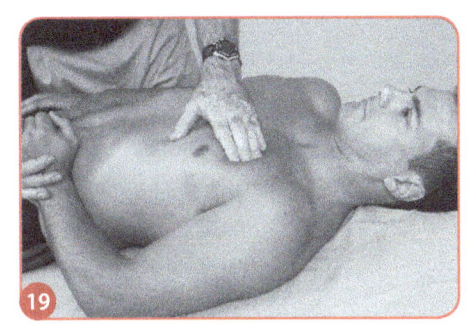

(continua)

Recuperação

144 MICHAEL McGILLICUDDY

Parte anterossuperior do corpo *(continuação)*

20. Aplique amplitude de movimentos no braço e ombro. Neste, a técnica pode ser aplicada segurando-se a mão do atleta e puxando-se o braço ao longo da parte lateral do corpo até que esteja alongado. Mantenha a posição alongada por 10 segundos.
21. Após isso, mova o braço para a altura do ombro e puxe-o na direção oposta do corpo até que esteja alongado. Mantenha a posição alongada durante 10 segundos.
22. Cruze o braço sobre o peito do atleta e levante sua escápula até o limite da amplitude de movimentos. Mantenha a posição alongada por 10 segundos.
23. Para finalizar, mova o braço do atleta para cima da sua cabeça, passando ao lado do ouvido, até que esteja alongado. Mantenha a posição alongada durante 10 segundos. Conclua a amplitude de movimentos retornando o braço do atleta à posição inicial.

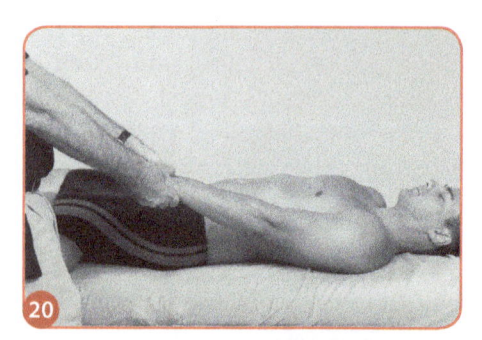

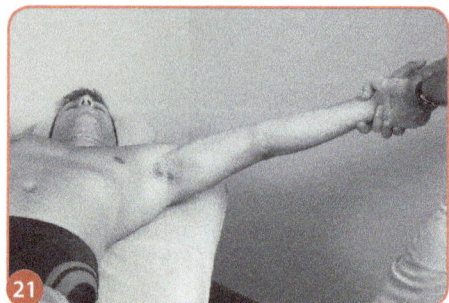

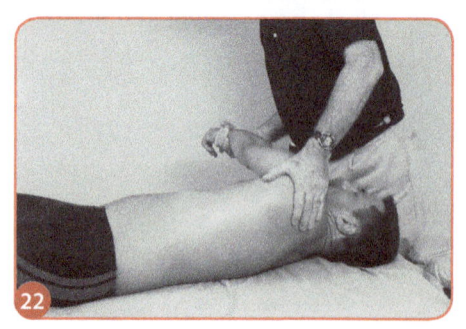

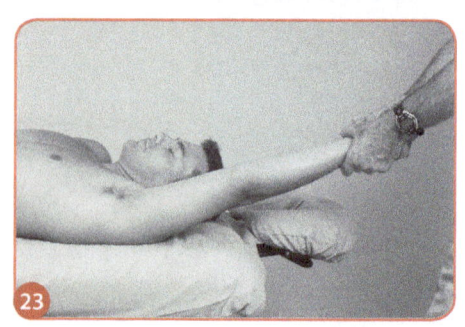

Parte posterossuperior do corpo

O profissional precisa agora que o atleta fique em prono, com os braços ao lado do corpo e as palmas das mãos para cima. Antes de o atleta mover-se, o profissional deve retirar a almofada debaixo dos seus joelhos e inserir o apoio para a cabeça na extremidade da mesa de massagem; também deve cobri-lo de maneira apropriada. A colocação de uma almofada sob os tornozelos ajuda a relaxar as pernas e previne cãibras na panturrilha.

1. Aplique manobras de deslizamento nas costas do atleta, dos ombros na direção do quadril. Comece com as mãos no topo dos ombros e realize manobras de deslizamento compressivo na direção do quadril 10 vezes.
2. Aplique fricção circular em um lado das costas do atleta, do ombro na direção do quadril. O profissional deve posicionar-se no lado oposto da mesa, colocar uma mão em cima da outra e realizar movimentos circulares sobrepostos pelas costas do atleta três vezes, do ombro na direção do quadril.
3. Aplique amassamento em um lado do corpo, do quadril na direção do ombro, espremendo e levantando a pele e os músculos em movimentos alternados das mãos. Aplique essa técnica três vezes.
4. Aplique compressão na parte lateral das costas, próximo à coluna vertebral, do quadril na direção do ombro. O profissional deve posicionar-se em um lado da mesa e utilizar a palma da mão para massagear o lado oposto das costas. Comece acima do quadril e ao lado do processo espinhoso das costas. Aplique múltiplas manobras de compressão nas costas, desde o quadril até o ombro. Repita três vezes.

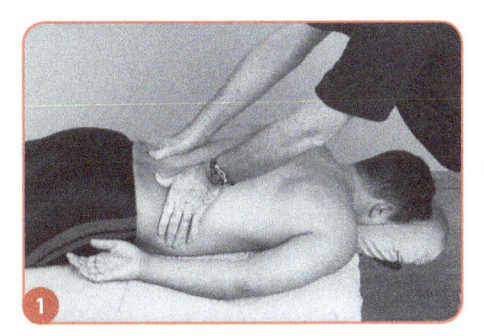

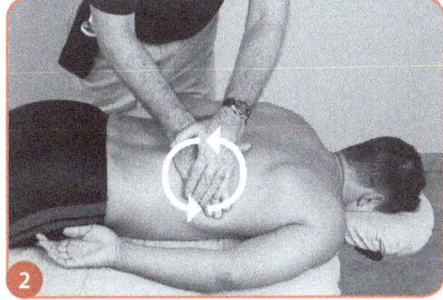

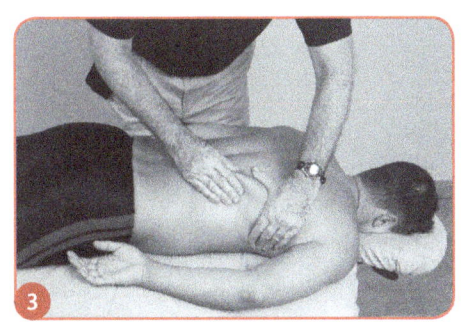

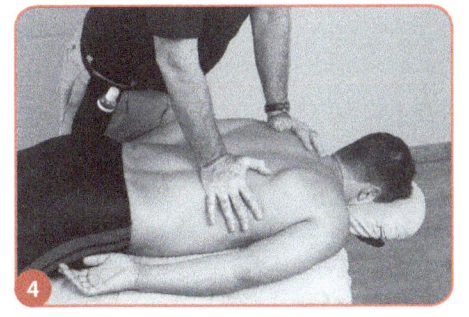

(continua)

Parte posterossuperior do corpo   (continuação)

5. Posicionado na extremidade superior da mesa, aplique manobras de compressão no topo dos ombros. Com as mãos na parte de fora dos ombros do atleta, inicie empurrando-os na direção dos seus pés com as palmas das mãos. Aplique manobras de compressão, movendo as mãos pelos ombros, desde a parte de fora até a base do pescoço. Aplique uma manobra de compressão e, então, mova as mãos em direção ao pescoço. Realize essa técnica três vezes.
6. Aplique pressão direta suave com os polegares no topo dos ombros, na direção do pescoço. Aplique-a três vezes, mantendo durante dois segundos em cada vez.
7. Aplique pressão direta em cada lado da coluna vertebral, dos ombros na direção do topo do sacro. Realize a técnica três vezes, ajustando a pressão de acordo com o nível de conforto do atleta e mantendo-a por dois segundos em cada vez.
8. Para finalizar, aplique 10 vezes deslizamento compressivo nas costas, ao longo da coluna vertebral. Ajuste a pressão de acordo com o nível de conforto do atleta.

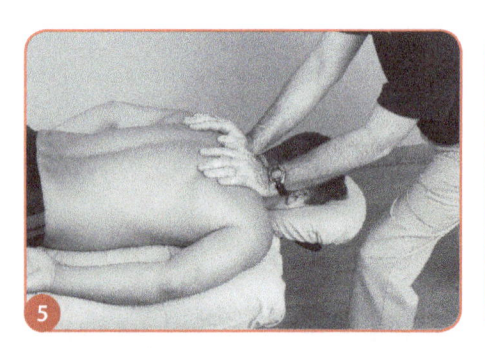

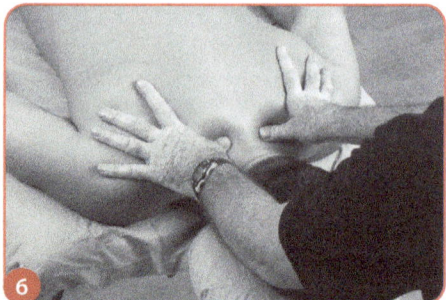

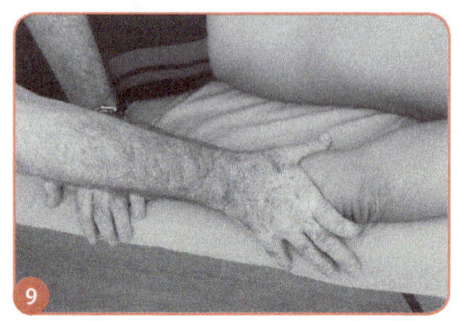

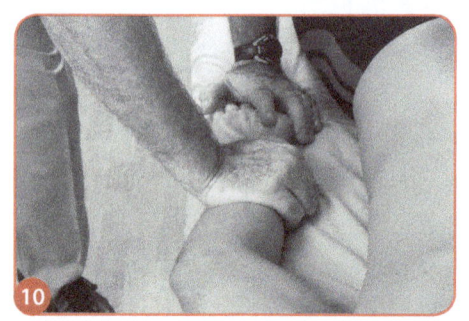

O profissional repete os passos de 1 a 8 em cada lado das costas do atleta. Após isso, conclui os passos seguintes (de 9 a 20) em um braço e, então, no outro.

9. Aplique manobras de deslizamento nos músculos da parte lateral do antebraço, começando no punho e deslizando até o cotovelo. Administre essa técnica 10 vezes.
10. Aplique manobras de compressão com a palma da mão nos músculos da parte lateral do antebraço, do cotovelo na direção do punho. Lembre-se de que essas manobras consistem em ações de bombeamento rítmicas, direcionadas ao ventre dos músculos. Aplique-as três vezes.
11. Aplique manobras deslizantes nos músculos da parte lateral do antebraço, do punho na direção do cotovelo. Pergunte ao atleta se deve aplicar mais ou menos pressão. Essas manobras também são utilizadas para localizar pontos hipersensíveis ao longo dos músculos do antebraço.
12. Aplique pressão direta nos músculos do antebraço. Ao aplicar as manobras deslizantes, o profissional pode realizar pressão direta nos locais de dor. Novamente deve-se pedir para que o atleta forneça um retorno em relação a que pressão deve utilizar. Mantenha a pressão direta de 2 a 4 segundos. Conforme ela é mantida nas áreas hipersensíveis, a dor deve diminuir.

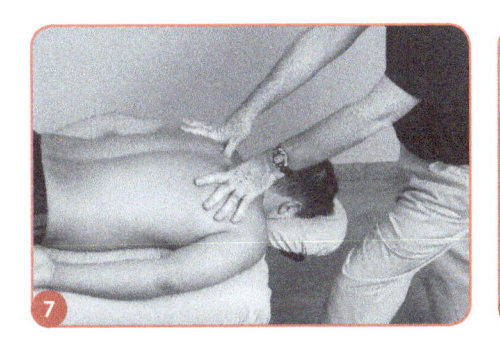

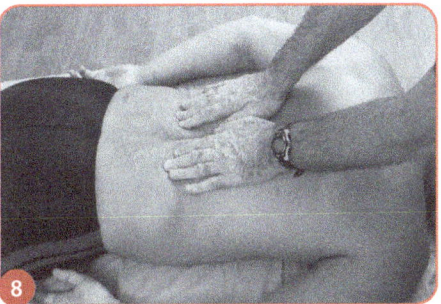

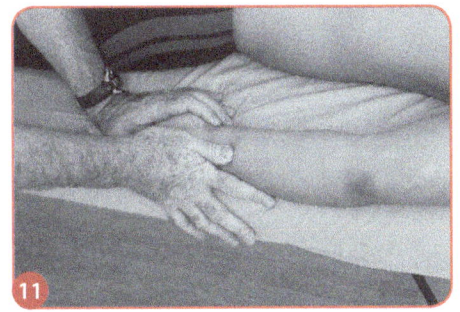

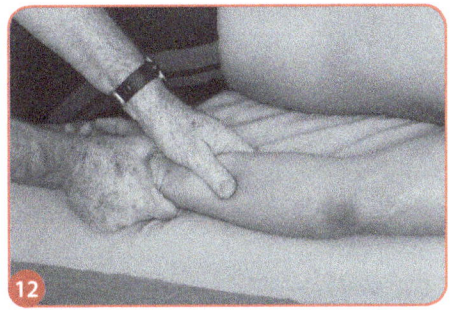

(continua)

Recuperação

148 MICHAEL McGILLICUDDY

Parte posterossuperior do corpo *(continuação)*

13. Aplique manobras de alargamento nos músculos do antebraço, do cotovelo na direção do punho. Manobras de alargamento são realizadas posicionando-se as palmas das mãos no centro do antebraço e afastando-as uma da outra, em um movimento na direção da parte externa do antebraço. A pressão deve ser ajustada de acordo com o nível de conforto do atleta.
14. Aplique manobras de apertar e sacudir nos músculos da parte lateral do antebraço. Elas são realizadas posicionando-se o antebraço do atleta entre as mãos e movendo-as para trás e para a frente, para balançá-lo. Para sacudir o antebraço, o profissional deve segurar a mão do atleta com as duas mãos e balançá-las, sacudindo do punho até o antebraço.
15. Aplique deslizamento compressivo no braço, do cotovelo na direção do ombro. Circunde o braço com as mãos e deslize-as do cotovelo para o ombro, aplicando pressão firme. Realize as manobras 10 vezes.
16. Aplique manobras de compressão no braço, do ombro na direção do cotovelo. Com a palma da mão, aplique pressão no topo do braço em uma linha reta, do ombro para o cotovelo. Peça ao atleta que forneça um relato em relação à pressão exercida no braço.

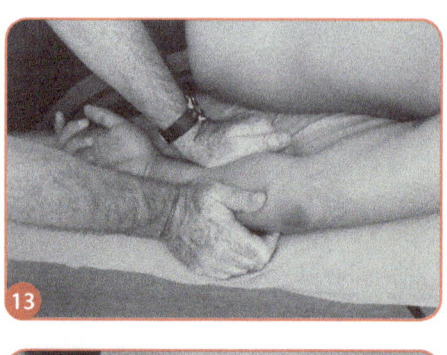

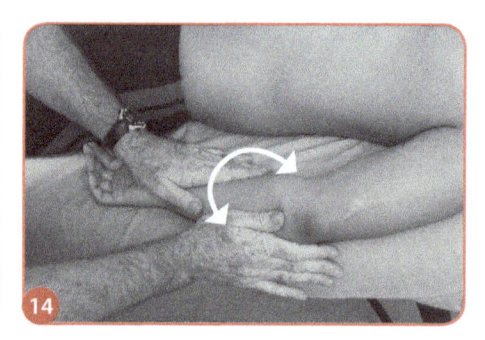

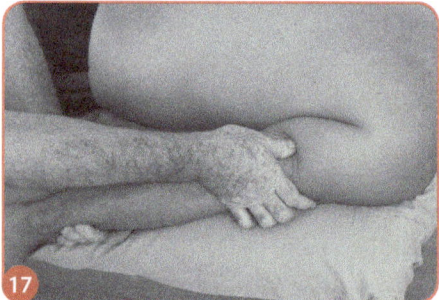

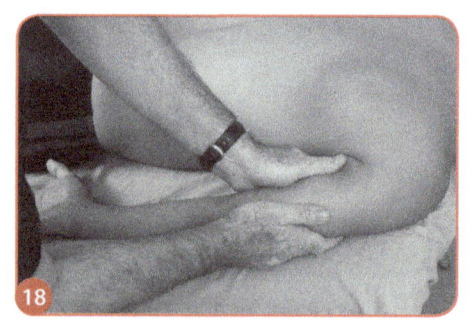

17. Utilizando os polegares, aplique manobras deslizantes suaves nos músculos do braço três vezes, do cotovelo na direção do ombro.
18. Aplique manobras de alargamento no braço, que são realizadas posicionando-se as palmas das mãos no centro do braço e afastando-as uma da outra, em um movimento na direção externa do braço. Repita três vezes.
19. Aplique manobras de apertar e sacudir no braço, do cotovelo ao ombro. Essas manobras são realizadas posicionando-se o braço do atleta entre as mãos e movendo-as para trás e para a frente, para balançá-lo. Para sacudir o braço, o profissional deve segurar a mão do atleta com as duas mãos e balançá-las, sacudindo do punho até o braço.
20. Finalize a massagem com deslizamento compressivo do punho na direção do ombro. Ajuste a pressão de acordo com o nível de conforto do atleta. Aplique-a 10 vezes.

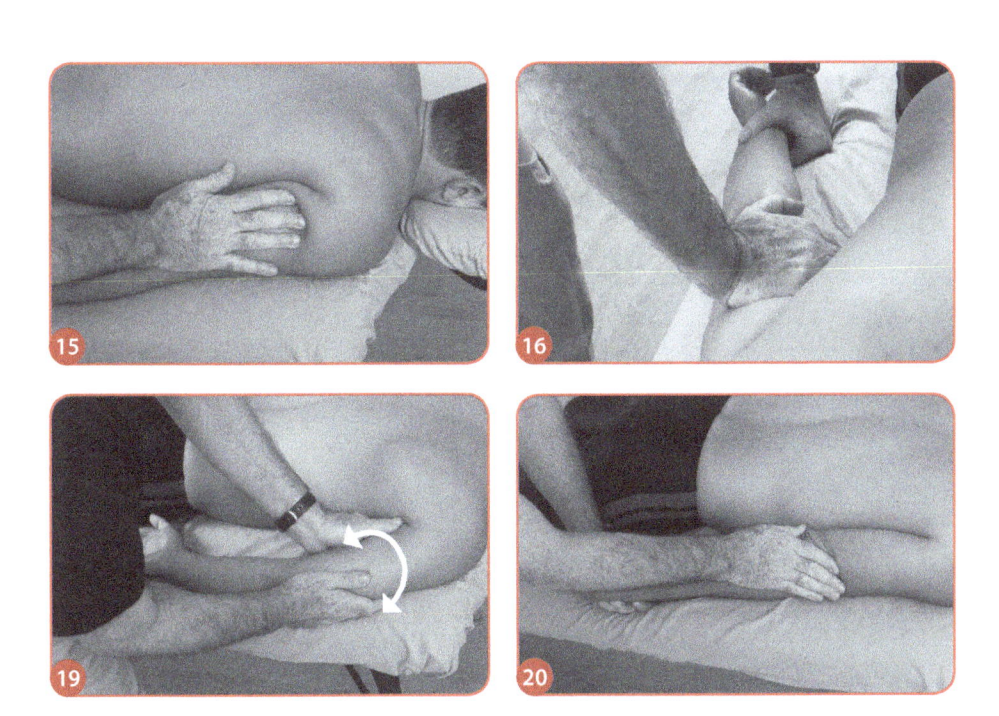

Rotina de recuperação para a parte inferior do corpo

Parte anteroinferior do corpo

O atleta deve ficar em supino na mesa, com as palmas das mãos para baixo. A parte de trás da sua cabeça deve estar encostada confortavelmente na mesa. Além disso, uma almofada deve ser colocada sob os joelhos dele. O profissional está pronto, agora, para realizar a massagem de recuperação na parte anteroinferior do corpo do atleta; ele realiza os passos de 1 a 17 na perna, coxa e quadril nos lados do corpo.

1. Utilizando ambas as mãos, aplique deslizamento compressivo na parte inferior da perna, do tornozelo na direção do joelho, 10 vezes.
2. Aplique amassamento nos músculos da parte inferior da perna três vezes, do joelho para o tornozelo.
3. Aplique manobras de compressão nas partes externa e interna e no topo da perna três vezes. Ajuste a pressão de acordo com o nível de conforto do atleta.

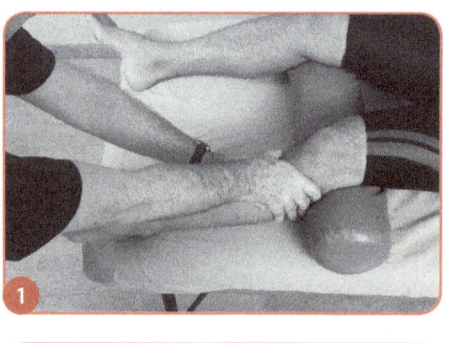

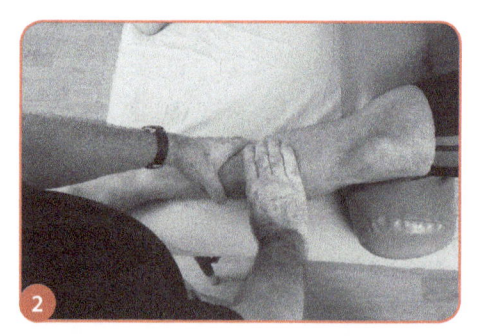

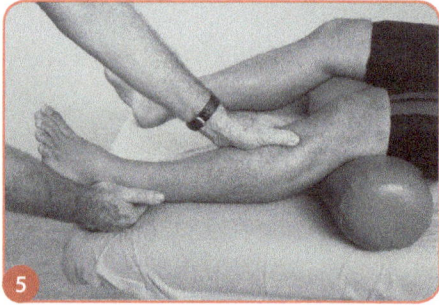

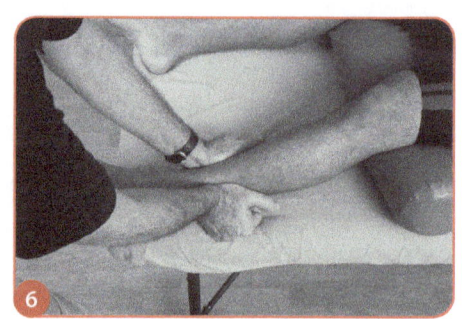

Recuperação

MASSAGEM PARA O DESEMPENHO ESPORTIVO   **151**

4. Aplique manobras deslizantes nas partes de fora e de dentro e no topo da perna. Deslize os polegares pelo tornozelo na direção do joelho. Realize essa técnica três vezes em cada linha.
5. Aplique pressão direta nos músculos, do tornozelo ao joelho. Ao aplicar as manobras deslizantes, pare nos locais em que o atleta tenha demonstrado sentir dor e aplique pressão direta. Mantenha-a sobre as regiões hipersensíveis de 2 a 4 segundos. Conforme a pressão é mantida, a dor local deve diminuir. Verifique com o atleta seu nível de conforto em relação à pressão direta aplicada.
6. Aplique manobras de alargamento na parte inferior da perna, do joelho na direção do tornozelo. Posicione as palmas das mãos no centro daquela região e aplique pressão para baixo e para fora. Repita três vezes e ajuste a pressão de acordo com o nível de conforto do atleta.
7. Aplique manobras de apertar e sacudir na parte inferior da perna. Elas são administradas posicionando-a entre as mãos e movendo-as para trás e para a frente. Para sacudir, o profissional pode segurar a perna com ambas as mãos e balançá-la, a partir do joelho até o tornozelo.

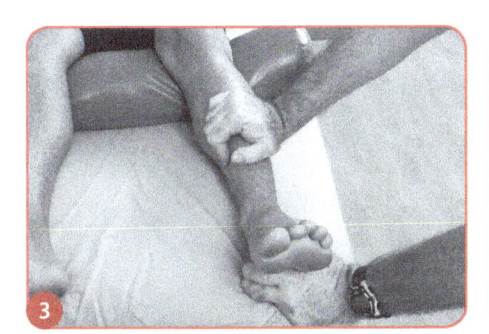

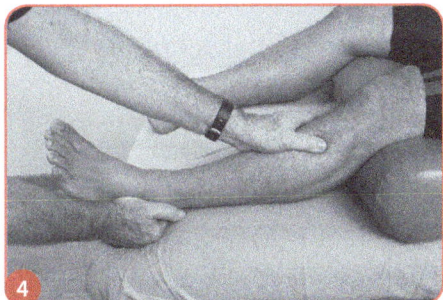

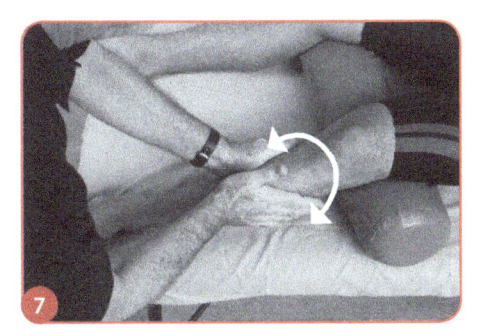

(continua)

Recuperação

Parte anteroinferior do corpo *(continuação)*

8. Aplique um alongamento suave na parte inferior da perna. Posicione uma mão sobre o pé do atleta e suavemente pressione o tornozelo na direção da mesa, até que ele pare. Mantenha a posição alongada durante dois segundos e, então, libere a pressão. Aplique-o três vezes.
9. Aplique deslizamento compressivo nos músculos da coxa, do joelho para o quadril, 10 vezes.
10. Aplique manobras de amassamento nos músculos da coxa. Após isso, aplique compressão, do quadril ao joelho, nas partes externas e internas e no topo da coxa. Realize a técnica três vezes em cada linha. Ajuste a pressão das manobras de acordo com o nível de conforto do atleta.
11. Aplique manobras de compressão nas partes de fora e de dentro e no topo dos músculos da coxa três vezes.
12. Aplique manobras deslizantes nos músculos da coxa, deslizando os polegares a partir do joelho na direção do quadril, na região externa, interna e no topo da coxa. Realize essa técnica três vezes em cada linha.

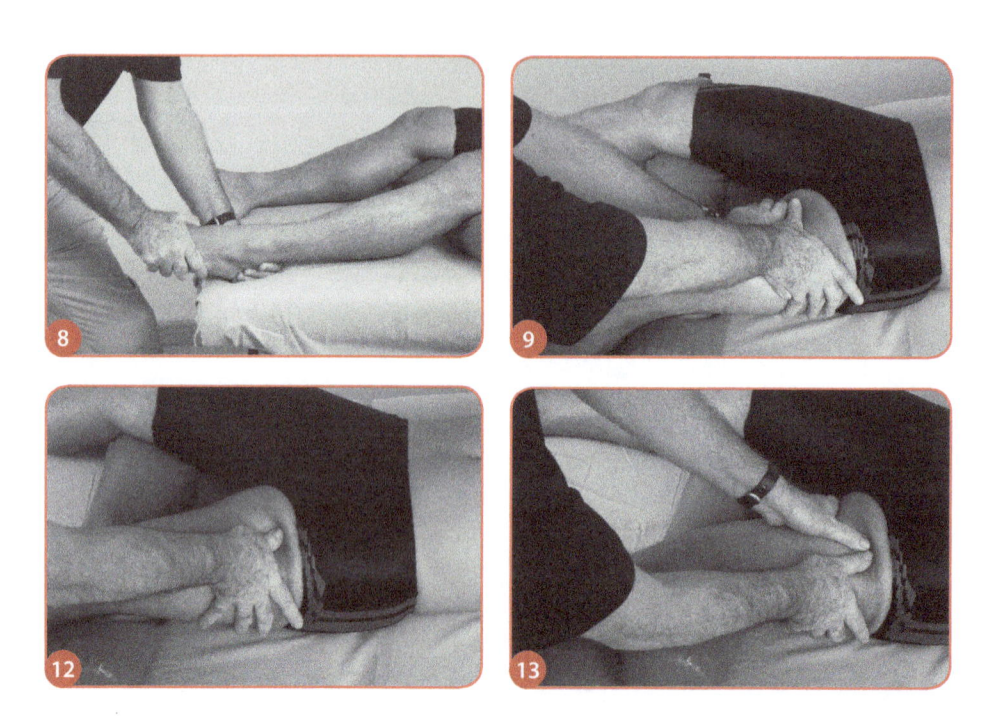

MASSAGEM PARA O DESEMPENHO ESPORTIVO **153**

13. Aplique pressão direta nos músculos da coxa, do joelho para o quadril. Ao aplicar manobras deslizantes, o profissional pode parar e aplicar pressão direta nos locais em que forem encontrados pontos hipersensíveis. Mantenha a pressão sobre esses pontos durante oito segundos. Conforme ela é mantida, a dor local deve diminuir. Verifique com o atleta seu nível de conforto em relação à pressão direta aplicada.
14. Aplique manobras de alargamento nos músculos da coxa, do quadril na direção do joelho. Com as palmas das mãos juntas no centro dos músculos da parte superior da coxa, aplique pressão para baixo e para fora. Realize as manobras três vezes e ajuste a pressão de acordo com o nível de conforto do atleta.
15. Aplique manobras de apertar e sacudir nos músculos da coxa. Essas manobras são realizadas posicionando-se a coxa do atleta entre as mãos e movendo-as para trás e para a frente, para balançá-la. Para sacudir a coxa, o profissional deve segurá-la e balançá-la do topo até o joelho.

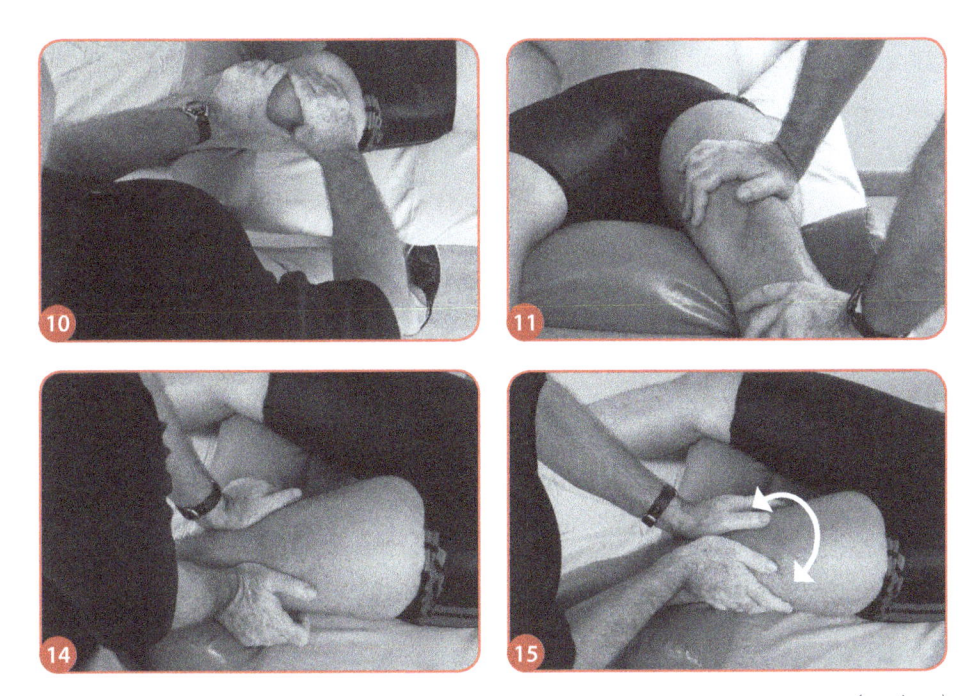

(continua)

Parte anteroinferior do corpo   *(continuação)*

16. Aplique a amplitude de movimentos joelho-tórax na perna. Faça com que o atleta mova o joelho dobrado até o tórax. Após isso, empurre o seu joelho suavemente na direção do seu tórax; mantenha a posição durante dois segundos e retorne à posição de repouso na mesa de massagem. Aplique o alongamento três vezes.
17. Aplique uma elevação da perna estendida. Faça com que o atleta eleve uma perna, com o joelho travado, e movimente-a na direção da sua cabeça. Auxilie o atleta no alongamento. Mantenha a posição alongada por dois segundos e, então, retorne à posição inicial. Aplique o alongamento três vezes.

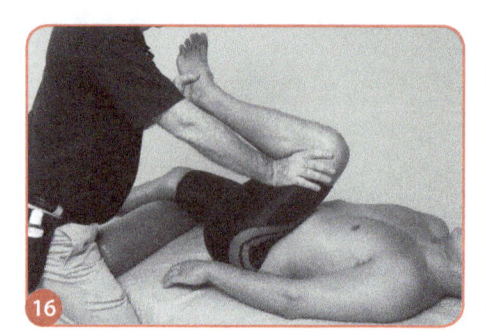

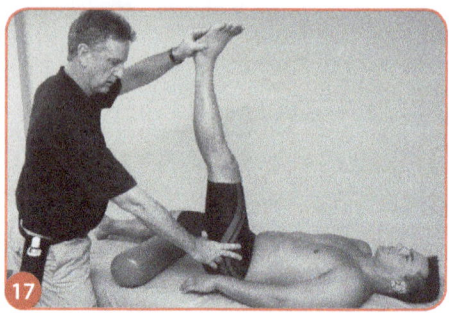

Recuperação

MASSAGEM PARA O DESEMPENHO ESPORTIVO 155

Parte posteroinferior do corpo

Após remover a almofada sob os joelhos do atleta, o profissional deve pedir a ele que se mova para a posição de prono e se posicione mais acima na mesa, para que seu rosto descanse confortavelmente no apoio de cabeça. Uma almofada deve ser colocada embaixo dos tornozelos do atleta. Os passos de 1 a 21 devem ser realizados na parte inferior da perna, na coxa e no quadril do atleta, e repetidos no lado oposto.

1. Aplique deslizamento compressivo nos músculos da panturrilha, do tornozelo na direção do joelho, 10 vezes.
2. Aplique amassamento nos músculos da panturrilha três vezes, do joelho para o tornozelo.
3. Aplique manobras de compressão nos músculos da panturrilha três vezes, do joelho na direção do tornozelo. Ajuste a pressão de acordo com o nível de conforto do atleta.
4. Aplique manobras deslizantes nos músculos da panturrilha, do tornozelo para o joelho, deslizando os polegares. Não aplique pressão na cavidade atrás do joelho, pois artérias, veias e nervos passam por essa área. Contudo, não há problema em esfregar o local. Aplique as manobras deslizantes três vezes.

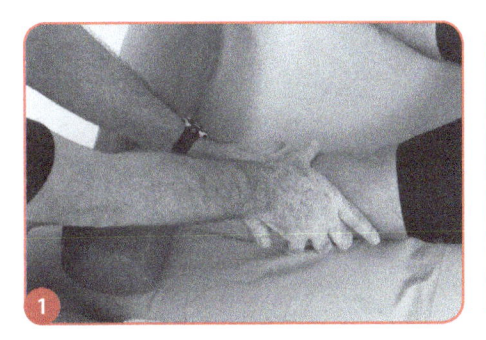

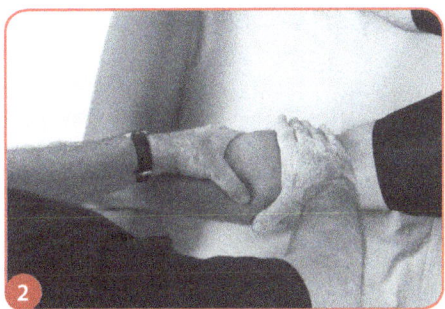

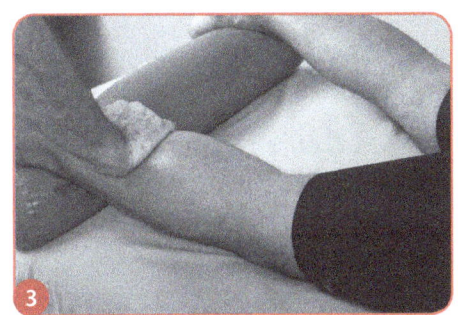

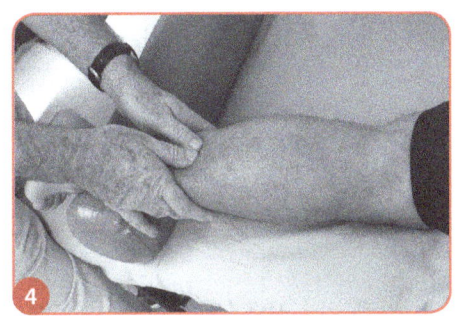

(continua)

Parte posteroinferior do corpo *(continuação)*

5. Aplique pressão direta nos músculos da panturrilha, do tornozelo ao joelho. Ao aplicar manobras deslizantes, o profissional pode parar e usar pressão direta nos locais em que forem encontrados pontos hipersensíveis por oito segundos. Conforme a pressão é mantida, a dor local deve diminuir. Verifique com o atleta seu nível de conforto em relação à pressão direta aplicada.
6. Aplique manobras de alargamento nos músculos da panturrilha três vezes, do joelho na direção do tornozelo. Com as palmas das mãos juntas no centro da parte superior da panturrilha, aplique pressão para baixo e para fora. Ajuste a pressão de acordo com o nível de conforto do atleta.
7. Para encerrar as manobras de massagem, aplique deslizamento compressivo nos músculos da panturrilha, do tornozelo ao joelho, 10 vezes.
8. Aplique manobras de apertar e sacudir nos músculos da panturrilha. Essas manobras são realizadas posicionando-a entre as mãos e movendo-as para trás e para a frente, para balançá-la. Para sacudi-la, o profissional deve segurá-la e balançá-la do joelho até o tornozelo.

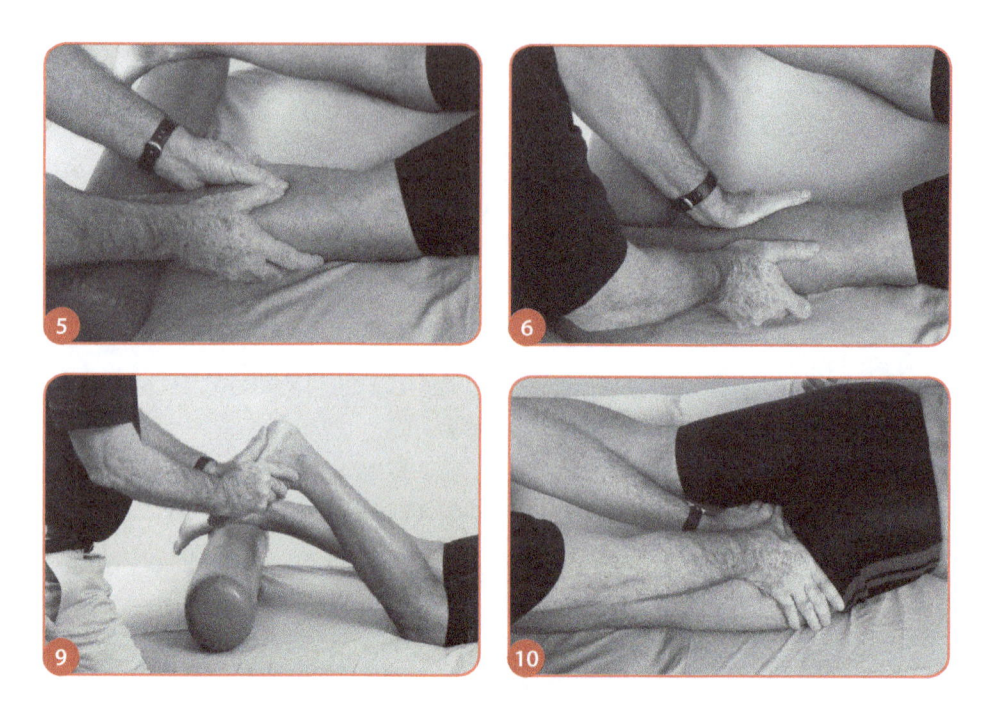

9. Aplique um alongamento leve nos músculos da panturrilha. Levante a parte inferior da perna do atleta em um ângulo de 45 graus em relação à mesa. Coloque as mãos no pé e no tornozelo dele e pressione-os na direção da cabeça até que o alongamento seja sentido. Mantenha a posição alongada por dois segundos e, então, pare de pressionar. Aplique-o três vezes.
10. Aplique deslizamento compressivo nos músculos da coxa (músculos isquiotibiais), do joelho ao quadril, 10 vezes.
11. Aplique amassamento nos músculos da coxa três vezes, do quadril na direção do joelho.
12. Aplique manobras de compressão nos músculos da coxa três vezes, do quadril ao joelho. Ajuste a pressão de acordo com o nível de conforto do atleta.

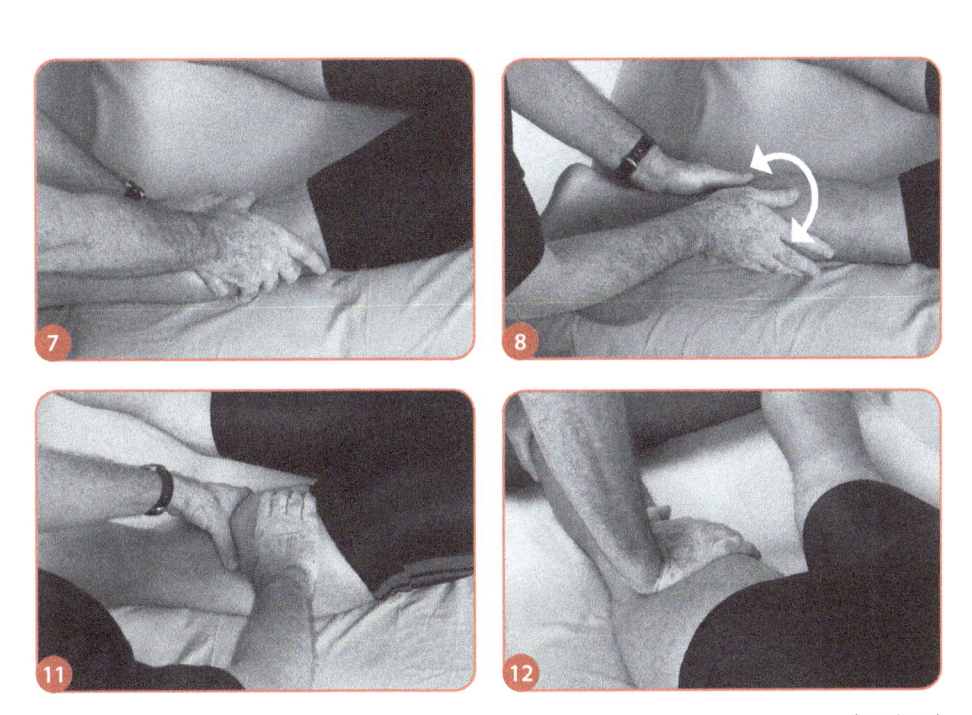

(continua)

Recuperação

MICHAEL McGILLICUDDY

Parte posteroinferior do corpo *(continuação)*

13. Aplique manobras deslizantes nos músculos da coxa, do joelho para o quadril. Deslize os polegares da parte superior da cavidade atrás do joelho até o quadril. Não aplique pressão nesse local, pois artérias, veias e nervos passam pela área. Contudo, não há problema em esfregar o local. Aplique as manobras deslizantes três vezes.
14. Aplique pressão direta nos músculos da coxa, do joelho na direção do quadril, parando em qualquer área hipersensível encontrada para aplicar pressão direta durante oito segundos. Conforme ela é mantida, a dor local deve diminuir. Verifique com o atleta seu nível de conforto em relação à pressão direta aplicada.
15. Aplique manobras de alargamento nos músculos da coxa. Com as palmas das mãos juntas no centro desses músculos, aplique pressão para baixo e para fora três vezes, do quadril ao joelho. Ajuste a pressão de acordo com o nível de conforto do atleta.
16. Aplique manobras de apertar e sacudir nos músculos da coxa. Essas manobras são realizadas posicionando-a entre as mãos e movendo-as para trás e para a frente, para balançá-la. Para sacudi-la, o profissional deve segurá-la e balançá-la do quadril até o joelho.

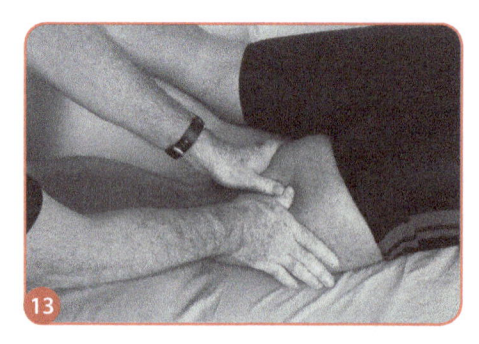

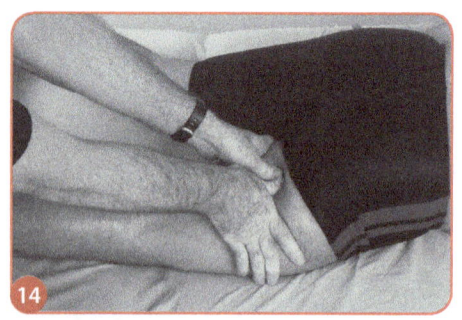

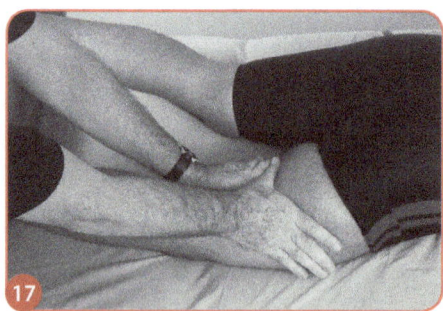

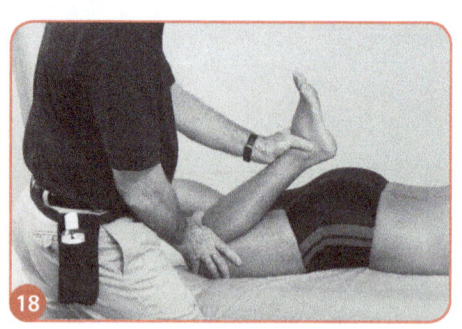

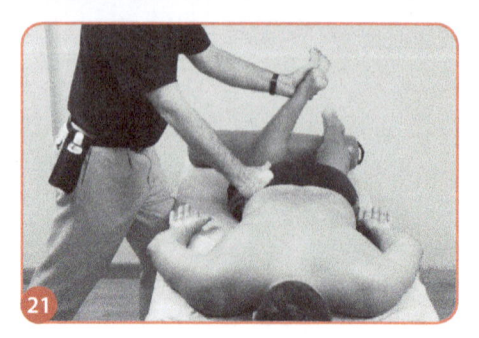

17. Finalize a massagem da coxa aplicando deslizamento compressivo, do tornozelo na direção do quadril. Repita 10 vezes.
18. Aplique amplitude de movimentos no joelho. Levante o tornozelo do atleta em um ângulo de 90 graus e mova-o na direção do quadril até que o alongamento seja sentido. Mantenha a posição alongada durante dois segundos e solte a pressão. Repita a técnica três vezes.
19. Aplique compressão nos músculos do quadril. Com a palma da mão, pressione três vezes em torno da sua articulação.
20. Aplique compressão nos músculos do quadril com a parte de trás da mão. Com os dedos dobrados, pressione em volta da articulação do quadril. Aplique a técnica três vezes.
21. Aplique amplitude de movimentos com balanço no quadril. Coloque uma mão em volta do tornozelo e, com a outra, aplique compressão nos músculos do quadril. Mova a perna do atleta para uma posição de 90 graus em relação à mesa e balance-a para dentro e para fora, rotando a cavidade do quadril suavemente até que ele seja alongado em ambas as direções. Após isso, retorne à posição de descanso.

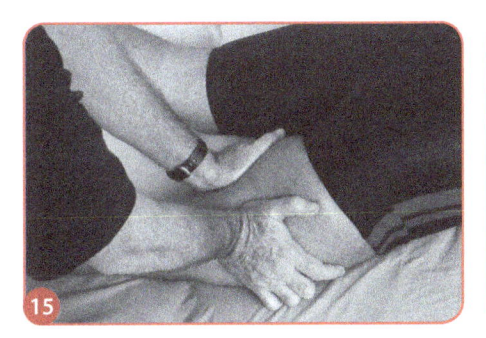

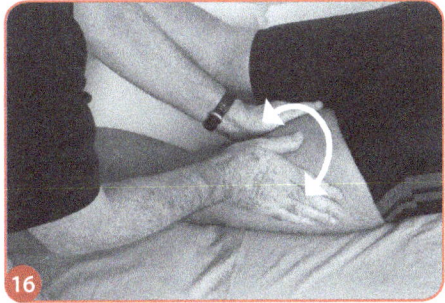

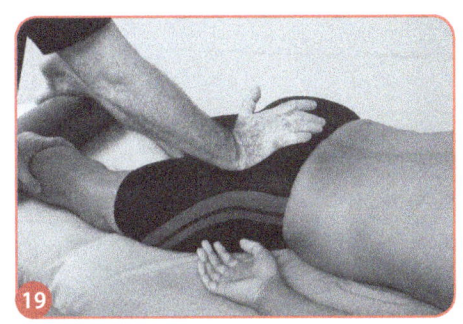

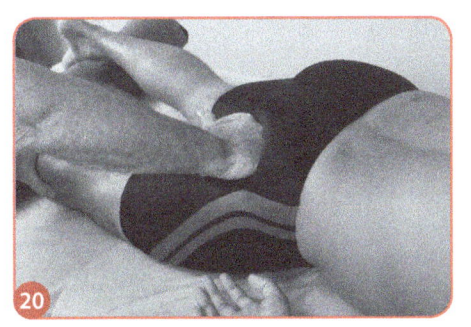

Após a massagem

Após realizar a massagem de recuperação, o profissional pode ajudar o atleta a se levantar da mesa de massagem e certificar-se de que ele está atento e alerta. O esportista pode precisar de alguns minutos para se recompor, portanto, não se deve apressar sua saída da mesa. Conduzir uma breve entrevista com o atleta pode ajudar a determinar se o propósito da massagem foi alcançado; o profissional deve perguntar-lhe como se sente após a massagem e certificar-se de que seus maiores problemas foram tratados.

O profissional deve observar o atleta enquanto ele se afasta da mesa de massagem para certificar-se de que não está tonto e de que possui bom equilíbrio. Caso apresente tontura, o profissional deve fazê-lo sentar por alguns minutos até que se sinta melhor. Nessa ocasião, pode-se sugerir que ele coloque gelo nas áreas que ainda estão doloridas e relembrá-lo que deve beber líquidos para se hidratar apropriadamente. A maioria dos esportistas está familiarizada com a aplicação de gelo no corpo; ela dura 20 minutos e é utilizada para reduzir a inflamação e a dor após o exercício. Por sua vez, uma maior ingestão de água pode ajudar os rins a liberar os resíduos metabólicos corporais.

CAPÍTULO 9

Tratamentos para esportes específicos

O objetivo deste capítulo é ajudar o profissional a entender como a massagem esportiva deve ser aplicada em atletas que participam de esportes específicos. O profissional aprenderá como a atuação em determinados esportes pode afetar algumas partes do corpo do atleta, quais tipos de problemas musculares e articulares podem surgir devido à participação em vários esportes, quais tipos de técnicas de massagem são eficazes para o tratamento de problemas específicos e, por fim, quais alongamentos ou amplitudes de movimentos podem ser aplicados após o tratamento. O propósito deste capítulo não é fornecer um diagnóstico para lesões atléticas, mas chamar a atenção para condições comuns que podem ocorrer no corpo do atleta, as quais o profissional precisa saber avaliar e tratar.

A maior parte dos tratamentos de massagem para áreas específicas dura cerca de 15 minutos. As rotinas utilizadas devem sempre iniciar com as técnicas de massagem não específicas, para aquecer o tecido superficial na área que será tratada. Após isso, devem ser aplicadas as mais específicas, direcionadas aos tecidos que precisam de tratamento, de modo a alcançar os resultados terapêuticos desejados. Para finalizar, as técnicas de massagem mais superficiais devem ser usadas para acalmar a área massageada. Se um toque leve em uma parte do corpo do atleta o faz retrair-se, em geral, isso é um indicativo de que o tecido se encontra em um estágio agudo de inflamação. A massagem direta sobre uma lesão em estágio agudo é contraindicada. Aplicações de gelo ou analgésicos tópicos podem ser feitas até que esse estágio passe, o que pode levar de 48 a 72 horas.

Áreas do corpo problemáticas no esporte

Antes de passarmos para as técnicas de massagem para esportes específicos, chamamos a atenção para o fato de que os profissionais devem ser capazes de reconhecer áreas gerais no corpo que podem ficar tensas ou sobrecarregadas devido à atividade física. Movimentos comuns na maioria dos esportes, como corrida, salto, chute, lançamento e balanço de um objeto – como um taco de golfe ou uma raquete – causam estresse em partes específicas do corpo. Os profissionais devem conhecer as regiões afetadas por tais movimentos comuns. Como este livro não pode abranger as aplicações de massagem esportiva para todas as modalidades, serão analisadas as partes do corpo que quase sempre requerem atenção, independentemente do esporte praticado pelo atleta.

A abordagem utilizada nesta seção é a de identificar a área do corpo que estamos tratando, os tipos de estresse que afetam esse local, as técnicas de massagem que podem ser administradas nele e os alongamentos e amplitudes de movimentos que podem ser utilizados para completar o tratamento dessa região. Iniciaremos com as condições que comumente ocorrem nos pés e, após isso, trataremos das demais partes do corpo.

Pés

Os pés são, em geral, um bom local para se começar, pois na maioria dos esportes eles são a primeira parte do corpo a tocar no chão. Quando ocorre o contato, eles devem fornecer uma plataforma estável para todas as articulações acima deles. Se o atleta não consegue apoiar seu pé no chão e colocar seu peso sobre ele com confiança, fica extremamente difícil mover-se de modo eficaz. As plantas dos pés, com frequência, ficam doloridas ou sensíveis. Com isso, uma condição chamada de fascite plantar pode ocorrer, tornando cada passo mais doloroso. Essa condição consiste em uma irritação na faixa fibrosa densa do tecido conectivo da planta do pé, que se origina no calcanhar e se estende até os dedos, podendo ser causada por um aumento na distância percorrida pelo atleta, uma intensificação em seu treinamento, uma corrida íngreme ou um desgaste dos tênis de corrida.

O pé e o tornozelo passam por três estágios de movimento durante a corrida. O primeiro, chamado de contato do calcanhar, ocorre quando a parte lateral do calcanhar entra em contato com o chão. O segundo é conhecido como apoio médio. Nele, o peso do corpo do indivíduo muda da parte lateral do calcanhar para a planta do pé. Por fim, o terceiro é o desprendimento, em que o peso do corpo do atleta é removido da planta do pé, conforme ele impulsiona o corpo para a frente. Entre o contato do calcanhar e o desprendimento, a fáscia plantar se contrai. Assim, qualquer movimento estranho do pé ou tornozelo que cause estresse na planta do pé pode provocar uma inflamação.

A massagem torna-se difícil quando a fáscia plantar está extremamente inflamada. Mergulhar o pé em água fria durante 20 minutos, três vezes ao dia, e diminuir a atividade de corrida pode ajudar a reduzir a inflamação no local. Após um tratamento bem-sucedido para a inflamação, a massagem plantar pode ser iniciada. As manobras de massagem usadas no tratamento desse problema são deslizamento compressivo, baques, manobras deslizantes, pressão direta, fricção cruzada das fibras e, para finalizar, novamente deslizamento compressivo.

Com o atleta deitado em prono, e uma almofada sob seus tornozelos, o profissional inicia a massagem plantar com manobras firmes de deslizamento, dos dedos ao calcanhar, utilizando uma pequena quantidade de Prossage Heat – apenas o suficiente para permitir que as mãos deslizem sobre a pele sem que escorreguem. O profissional aplica 10 golpes de deslizamento no local e, então, dá cinco baques, do calcanhar na direção da ponta do pé. Após isso, administra manobras deslizantes, da ponta do pé até o calcanhar, com o polegar, iniciando na parte interna do pé e realizando movimentos para a parte externa. O profissional deve aplicar as manobras em toda a planta por três vezes. Essa técnica inicia-se com uma pressão leve e, então, é aumentada de acordo com a tolerância do atleta. Ao realizar as manobras deslizantes, o profissional deve parar nas áreas hipersensíveis e manter uma pressão direta até que a sensibilidade diminua, de 8 a 12 segundos. Na sequência, é aplicada fricção cruzada das fibras na parte distal do calcanhar; isso deve sempre reduzir o desconforto do tecido, e não aumentá-lo. A técnica é aplicada durante 30 segundos, e a massagem termina com golpes de deslizamento compressivo na planta do pé.

Para finalizar o tratamento, alongamentos devem ser aplicados na panturrilha e na planta do pé. Para alongar a panturrilha, o atleta flexiona o tornozelo para cima (na direção da sua cabeça), mantém a posição alongada durante dois segundos e, então, libera a pressão. A atividade deve ser realizada três vezes. Após isso, o atleta estende os dedos (move-os na direção do topo do pé), mantém a posição alongada durante dois segundos, voltando à posição inicial, também por oito vezes. Caso uma dor residual ainda esteja presente no local, analgésicos tópicos podem ser aplicados três vezes ao dia. Esse tratamento deve ser realizado a cada dois dias, até que a condição melhore.

Parte inferior das pernas

Na parte inferior das pernas, os músculos próximos à tíbia com frequência tornam-se sensíveis. Uma condição conhecida como síndrome do estresse tibial pode causar dor ao longo da parte anterior ou posterior da tíbia. Consiste em dor e desconforto na parte inferior da perna causada pela atividade repetitiva. A sobrecarga dos músculos tibiais inferior e posterior causa estresse nos tendões e provoca espasmos musculares. Pode ser ocasionada por diversos motivos; porém, o mais comum é a sobrecarga dos músculos da parte inferior da perna, devido ao aumento da distância percorrida ou da intensidade dos treinamentos. Tentar massagear esses músculos quando estão em fase aguda de inflamação não é recomendável. Deve-se mergulhar a parte inferior da perna em água fria durante 20 minutos, três vezes ao dia, e reduzir o estresse no local, diminuindo a distância percorrida até que a condição melhore. Após um tratamento bem-sucedido para a inflamação, a massagem nessa porção pode ser iniciada.

As manobras de massagem usadas no tratamento da síndrome do estresse tibial são deslizamento compressivo, manobras deslizantes, pressão direta, fricção cruzada das fibras, manobras de alargamento e, para finalizar, novamente deslizamento compressivo. Para iniciar a massagem, o atleta fica deitado em supino na mesa de massagem, com uma almofada sob seus joelhos. Começa-se com 10 manobras de deslizamento compressivo na parte inferior da perna, do tornozelo para o joelho, utilizando uma pequena quantidade de Prossage Heat. Em seguida, são aplicadas manobras deslizantes, do tornozelo na direção do joelho, tanto ao longo da parte anterior como da posterior da tíbia. Ao realizá-las, o profissional deve parar nas áreas hipersensíveis e manter uma pressão direta até que a sensibilidade diminua, de 8 a 12 segundos.

Conforme a sensibilidade diminui, deve ser aplicada fricção ao longo da tíbia, com os dedos em um lado e o polegar em outro. A fricção deve ser ajustada de acordo com o nível de conforto do atleta. A aplicação da técnica de fricção deve reduzir os espasmos ao longo dos ligamentos dos músculos. Conforme a condição melhora, o profissional pede ao atleta que mova o tornozelo para cima e para baixo enquanto a técnica é aplicada. Concluído isso, passa para as manobras de alargamento, começando no topo da tíbia e trabalhando até o tornozelo. As técnicas de massagem para a parte inferior da perna terminam com deslizamento compressivo.

Para finalizar o tratamento, alongamentos devem ser aplicados no local. Conforme o atleta flexiona o tornozelo para cima (na direção da sua cabeça), o profissional empurra a ponta do pé e a segura durante dois segundos. Após isso, o atleta estende o pé (flexiona-o na direção da mesa de massagem), enquanto o topo do seu pé é pressionado pelo profissional, mantendo a posição alongada por dois segundos. O esportista alterna os alongamentos, mantendo a posição alongada em cada direção durante dois segundos e, então, volta à posição inicial. Os alongamentos para a parte inferior da perna são realizados oito vezes. Caso uma dor residual ainda esteja presente, analgésicos tópicos podem ser aplicados três vezes ao dia, em dias alternados, até que a condição melhore.

Parte anterior da coxa

O grupo muscular frontal e lateral da coxa é chamado de grupo do quadríceps. Esses são músculos fortes que estendem o joelho durante os movimentos de corrida, salto e chute. Frequentemente, eles ficam doloridos devido ao uso excessivo, após sessões de exercícios intensas ou levantamento de peso, como o agachamento. Dentre os quatro músculos do quadríceps, o vasto lateral – o músculo da parte de fora da coxa – é o que mais se encontra dolorido em atletas.

    As manobras de massagem usadas no tratamento desses músculos são deslizamento compressivo, amassamento, manobras de compressão, manobras deslizantes, pressão direta, manobras de alargamento e, para finalizar, novamente deslizamento compressivo. O atleta deita-se na mesa de massagem em supino, com uma almofada sob seus joelhos. A massagem é iniciada com deslizamento compressivo e uma pequena quantidade de Prossage Heat. As manobras são aplicadas 10 vezes, do joelho ao topo da coxa. Após isso, aplica-se amassamento nas partes interna e externa e no topo da coxa, repetindo três vezes em cada área. São aplicadas, então, manobras de compressão e deslizantes nesses mesmos locais, passando-se três vezes por eles. Durante a aplicação das manobras deslizantes, o profissional deve parar nas áreas hipersensíveis e manter uma pressão direta de 8 a 12 segundos, até que a sensibilidade diminua. É provável que o músculo vasto lateral possua diversos pontos-gatilho em sua extensão, do quadril até o joelho. Ao aplicar manobras deslizantes e pressão direta nele, o profissional deve certificar-se de que a quantidade de pressão é confortável para o atleta. Após a administração dessas técnicas, são dadas manobras de alargamento, do quadril na direção do joelho, três vezes. A massagem termina com manobras de deslizamento compressivo, do joelho para o quadril, 10 vezes.

    Para finalizar o tratamento, devem ser aplicados alongamentos nos músculos do quadríceps. O atleta se deita de lado na mesa de massagem e flexiona o joelho da perna de baixo na direção do tórax. Após isso, segura o tornozelo da perna de cima e traz o joelho até o tórax; então, estende o joelho da perna de cima até que fique em linha com o resto do corpo, mantém a posição alongada durante dois segundos, e traz outra vez o joelho até o tórax. O alongamento é realizado oito vezes. Caso uma dor residual ainda esteja presente, analgésicos tópicos podem ser aplicados três vezes ao dia, em dias alternados, até que a condição melhore.

Quadril

Os músculos posteriores profundos do quadril são conhecidos como os seis rotadores profundos. São músculos que com frequência estão rígidos em atletas. Em geral, é possível perceber quando se encontram em tal situação, pois essa rigidez faz os pés do atleta rotarem para fora quando ele está caminhando ou correndo. Atividades como corrida, salto e chute podem causar estresse nos músculos em questão. O piriforme, um dos rotadores, localiza-se entre o sacro e o quadril e constitui a principal fonte de desconforto da parte posterior do quadril. Ele pode causar dor nessa região de três maneiras diferentes. Primeiro, devido ao fato de cruzar sobre a articulação sacroilíaca, ao sofrer espasmos, ele pode criar desconforto nessa articulação, provocando dor na lombar e no quadril. Segundo, quando o piriforme sofre espasmos, ele pode prender o nervo isquiático. Esse é o principal nervo que chega à perna, estendendo-se até a planta do pé. Caso o piriforme prenda o nervo isquiático, a dor pode irradiar-se por toda a perna. Terceiro, o músculo piriforme pode sofrer um estiramento ou desenvolver pontos-gatilho em seu interior, o que causará dor em volta do sacro e do quadril.

As manobras de massagem usadas no tratamento dos músculos rotadores profundos são amassamento, manobras de compressão, manobras deslizantes, pressão direta, fricção cruzada das fibras e, para finalizar, outra vez compressão. O atleta deita-se em prono, com uma almofada sob seus tornozelos. (O atleta pode continuar vestido durante o tratamento.) O profissional aplica amassamento no quadril, no lado em que o atleta está sentindo desconforto. Essa técnica deve ser administrada na parte posterior do quadril, em torno da sua articulação, durante 30 segundos. Em seguida, são aplicadas manobras deslizantes, do quadril na direção do sacro, 10 vezes. Ao realizá-las, o profissional deve parar nas áreas hipersensíveis e manter uma pressão direta de 8 a 12 segundos, até que a sensibilidade diminua. Depois de aplicar as técnicas nos músculos, deve-se administrar fricção cruzada das fibras no sacro e no quadril e, então, finalizar com manobras de compressão.

Para concluir o tratamento, devem ser aplicados alongamentos nos músculos rotadores profundos. Com o atleta deitado em prono, o profissional levanta a parte inferior da sua perna em um ângulo de 90 graus. Uma das mãos do profissional deve estar posicionada no quadril do atleta, enquanto a outra segura o tornozelo erguido. O profissional deve rodar o quadril do atleta na direção contrária do corpo até que fique alongado; mantendo a posição alongada por dois segundos e, em seguida, soltando a pressão. O quadril deve ser alongado oito vezes.

Caso uma dor residual ainda esteja presente, analgésicos tópicos podem ser aplicados três vezes ao dia. Esse tratamento pode ser administrado em dias alternados, até que a condição melhore.

Costas

Praticamente todos os atletas gostam de receber massagens em suas costas. Os músculos eretores da espinha consistem em músculos fortes localizados em ambos os lados da coluna vertebral. Eles são responsáveis por manter o corpo ereto e, com frequência, encontram-se doloridos em atletas, devendo ser tratados durante a massagem esportiva. Movimentos comuns como corrida, salto, lançamento e balanço podem causar desconforto no dorso. A corrida e o salto são mais propícios a provocar desconforto na região lombar, ao passo que o lançamento e o balanço podem causar desconforto nas partes medial e superior das costas. Os movimentos de rotação das costas requerem que a coluna vertebral se torça. Assim, se os músculos do dorso estiverem rígidos ou sofrendo espasmos, as rotações rápidas e fortes da coluna vertebral poderão causar desconforto na região.

As manobras usadas no tratamento desses músculos são deslizamento compressivo, fricção circular, amassamento, manobras de compressão, pressão direta e, para finalizar, novamente deslizamento compressivo. O atleta deita-se na mesa de massagem em prono, com o rosto no apoio para a cabeça e uma almofada sob os tornozelos. A massagem começa com longas manobras de deslizamento compressivo ao longo da coluna vertebral, dos ombros na direção do sacro. O profissional posiciona-se no topo da mesa, aplica lubrificante para a massagem em suas mãos e nas costas do atleta, enquanto realiza 10 manobras de deslizamento compressivo. Após isso, move-se para a lateral da mesa e aplica fricção circular no lado oposto do dorso do atleta, dos ombros na direção do quadril. Na sequência, aplica amassamento do quadril ao ombro, no mesmo lado, três vezes, e, então, são realizadas manobras de compressão três vezes nos músculos do mesmo lado, ao longo da coluna vertebral, da região lombar até a base do pescoço. A aplicação de fricção circular, amassamento e compressão é repetida no lado oposto das costas. Depois, o profissional aplica pressão em cada lado da coluna vertebral três vezes, certificando-se de que ela está de acordo com o nível de conforto do atleta. Ao realizar a pressão direta, o profissional deve parar nas áreas hipersensíveis e mantê-la de 8 a 12 segundos. O tratamento deve terminar com 10 manobras de deslizamento compressivo pelas costas, para promover conforto.

Para encerrar, o atleta deve realizar amplitudes de movimentos. Deve levantar-se e, então, inclinar-se para a frente, para trás, de um lado para o outro e, por fim, rodar o tronco para ambos os lados, realizando esses movimentos oito vezes. Caso uma dor residual ainda esteja presente, analgésicos tópicos podem ser aplicados nas costas, três vezes ao dia, em dias alternados, até que a condição melhore.

Ombros

O trapézio superior – a área entre o pescoço e o ombro – é o foco principal da massagem esportiva nos ombros. Esse é o músculo do corpo humano mais suscetível ao desenvolvimento de pontos-gatilho, que são áreas localizadas de sensibilidade no ventre dos músculos que causam dor quando comprimidas. O trapézio eleva o ombro e auxilia no movimento do pescoço. Esportes que requerem movimentos de lançamento, ou que envolvem balançar uma raquete ou taco, causam estresse no trapézio superior.

As manobras de massagem usadas no tratamento dos músculos da parte superior dos ombros são deslizamento compressivo, fricção circular, amassamento, manobras de compressão, pressão direta e novamente deslizamento compressivo. O tratamento inicia com o atleta deitado em prono, com uma almofada sob os tornozelos. O profissional aplica uma pequena quantidade de Prossage Heat nas mãos e realiza manobras de deslizamento compressivo na parte superior de um dos ombros; em seguida, aplica fricção circular no ombro durante 30 segundos. Na sequência, administra amassamento três vezes, do ombro até a base do pescoço, e aplica manobras de compressão na parte superior do ombro, também três vezes. Aplicadas as manobras, o profissional aperta suavemente o trapézio, do ombro até a base do pescoço, certificando-se de que a pressão é tolerável para o atleta. Após isso, realiza pressão direta três vezes ao longo da parte superior do ombro. A massagem termina com 10 manobras de deslizamento compressivo. Todas as técnicas são repetidas no ombro oposto.

Para concluir o tratamento, o atleta realiza exercícios de encolhimento dos ombros. Ele deve levantar-se e comprimir os músculos dos ombros, levantando-os na direção das orelhas e mantendo a posição elevada durante oito segundos; é preciso repetir o exercício oito vezes. Caso uma dor residual ainda esteja presente nos ombros, analgésicos tópicos podem ser aplicados três vezes ao dia, em dias alternados, até que a condição melhore.

Antebraços

Depois dos ombros, os antebraços são a segunda maior fonte de reclamação dos atletas. Os fortes músculos do antebraço controlam o punho e a mão. Movimentos como lançar uma bola e balançar uma raquete ou taco são causas comuns de dor no antebraço. O desconforto devido à sobrecarga dessa área pode causar dor nas partes externa e interna do cotovelo, condição conhecida como cotovelo de tenista ou golfista.

Os manobras de massagem usadas nesse tratamento são deslizamento compressivo, manobras de compressão, manobras deslizantes, pressão direta, fricção cruzada das fibras e novamente manobras de deslizamento compressivo. O profissional inicia pedindo ao atleta que se deite em supino na mesa de massagem, com os braços ao lado do corpo e as palmas das mãos para baixo. Uma almofada deve ser colocada sob os seus joelhos. O profissional aplica uma pequena quantidade de Prossage Heat em suas mãos e inicia o deslizamento compressivo, do punho na direção do cotovelo, 10 vezes. Na sequência, aplica três vezes manobras de compressão, do cotovelo ao punho, e deslizantes, do punho até o cotovelo, também três vezes. Quando pontos hipersensíveis são encontrados durante a aplicação de compressão, pode ser aplicada pressão direta de 8 a 12 segundos. Após a aplicação dessas técnicas, é administrada fricção cruzada das fibras no cotovelo por 30 segundos. O atleta deve fornecer um relato sobre a quantidade de pressão utilizada. O tratamento termina com a aplicação de deslizamento compressivo 10 vezes, do punho ao cotovelo. As manobras de massagem são repetidas no lado oposto dos antebraços.

Para concluir, o atleta move o máximo possível o punho para trás, mantém a posição durante dois segundos e volta à posição inicial. Ele deve repetir os movimentos oito vezes.

Tratamentos para esportes específicos

Esta seção trata das aplicações da massagem esportiva para algumas condições em esportes específicos. Cada seção de esporte fornece um panorama dos movimentos físicos envolvidos e discute as condições que mais ocorrem devido à repetição dos movimentos na atividade em questão. Para cada esporte, são discutidas as condições mais comuns e os seus respectivos tratamentos. (Esportes como futebol americano, beisebol, basquete e futebol, que envolvem corrida, causam estresse nas mesmas áreas do corpo do atleta. Portanto, algumas das condições listadas para um esporte também podem ocorrer em outros.)

Corrida

Estimativas apontam que há mais de 75 milhões de corredores nos Estados Unidos. Independentemente de tamanho, força e habilidade desses atletas, todos precisam impulsionar seus corpos em uma posição vertical contra a gravidade e o vento. Apesar de a corrida ser uma atividade que envolve todo o corpo, ela ocasiona um grande desgaste nos membros inferiores. A biomecânica da corrida inicia sempre com o contato do pé. Quando este ocorre, o corpo todo se movimenta. Um corredor com dores contínuas no pé, no tornozelo, na panturrilha e no joelho precisa realizar exames em seus pés para checar se uma palmilha não ajudaria a melhorar sua biomecânica. Palmilhas são apoios projetados para suportar os arcos do pé durante a caminhada ou corrida. Podologistas e quiropraxistas frequentemente realizam triagens com atletas para determinar o funcionamento adequado dos pés e dos tornozelos. Duas das causas mais comuns de problemas em corredores são os tênis de corrida de tamanho incorreto e uma biomecânica ruim do pé e do tornozelo.

Calcanhar de corredor

A primeira parte do pé a fazer contato com o chão é a lateral do calcanhar, o que torna essa área mais propícia aos desgastes decorrentes das batidas. O impacto contínuo pode inflamar o calcanhar e deixá-lo sensível ao toque. Durante uma corrida, tal dor pode aumentar a ponto de o corredor não conseguir mais continuar. Um caso moderado dessa condição é chamado de calcanhar de corredor. Caso não seja tratado, o atleta pode desenvolver esporões nos calcâneos. O calcanhar de corredor caracteriza-se por uma dor incômoda, porém tolerável, sentida no calcanhar durante a caminhada ou corrida. Já os esporões nos calcâneos são calcificações que se formam na parte inferior do calcanhar, as quais podem se tornar tão intensas a ponto de dificultar a caminhada. Essa condição pode requerer intervenção cirúrgica.

Tratamento

A massagem do pé do corredor inicia com ele deitado em prono, com uma almofada sob os tornozelos. Aplicam-se algumas gotas de Prossage Heat na planta do pé do atleta e realizam-se manobras de deslizamento compressivo, repetindo 10 vezes. Em seguida, são aplicadas manobras deslizantes três vezes, da ponta do pé na direção do calcanhar – em movimentos que vão da parte de dentro para a de fora do pé. O profissional pode localizar áreas sensíveis empurrando a planta do calcanhar com os polegares. Manter pressão direta nas áreas hipersensíveis durante 2 a 8 segundos pode reduzir o desconforto. Por fim, a fricção suave das fibras é aplicada para reduzir qualquer sensibilidade remanescente na planta do pé.

Joanete

Quando o peso do corredor se transfere do calcanhar para a parte frontal do pé, o dedo do pé suporta a maior parte do estresse, e um dedo que não se projeta diretamente para a frente pode levar à formação de joanetes, que são protuberâncias ósseas que se formam na base do dedo do pé. As três causas comuns para a sua formação são a utilização de sapatos de bico fino (salto alto), a perda da estrutura de arco apropriada e a hereditariedade. Atletas com essa condição frequentemente possuem história familiar de joanetes.

Tratamento

Após massagear a planta do pé do atleta, o profissional administra a massagem no dedo do pé, com os dedos durante 30 segundos. Após aplicá-la, ele alonga o dedo, afastando-o da linha medial do pé 30 vezes, utilizando o indicador e o polegar. Esse movimento pode ser desconfortável para o atleta, pois a articulação pode encontrar-se avermelhada, inchada e calcificada; portanto, o movimento deve ser suave no início.

    Caso uma dor residual ainda esteja presente no calcanhar e no joanete, deve-se mergulhar o pé inteiro em água fria por 20 minutos. Após isso, um analgésico tópico pode ser aplicado. O tratamento pode ser administrado três vezes ao dia, em dias alternados, até que a condição melhore.

Ciclismo

Cerca de 87 milhões de norte-americanos andam de bicicleta. Muitas pessoas gostam do ciclismo porque esta é uma forma barata de se exercitar, a qual os ajuda a manter a saúde e a forma física. Por sua vez, alguns atletas escolhem o ciclismo porque não é uma atividade muito puxada para o corpo. Ainda assim, a demanda física imposta por esse exercício ao corpo de ciclistas profissionais pode ser exaustiva. Na posição montada, a parte superior do corpo permanece curvada para a frente, a cabeça aponta para a frente e seus braços ficam esticados à frente do corpo. Os tênis são presos em um apoio para os pés, e as pernas são constantemente movimentadas. O ciclismo torna-se mais difícil durante uma subida ou contra ventos fortes.

As pernas e o quadril são as principais áreas de estresse no ciclismo. As pernas passam por estresse constante. A atividade contínua de pedalar leva à fadiga do quadríceps, dos músculos isquiotibiais e dos da panturrilha. Conforme a musculatura da perna sofre fadiga, ela começa a ter espasmos e cãibras. Um ciclista sem condições físicas normalmente termina a atividade com esses problemas. No entanto, aqueles bem condicionados fisicamente bebem líquidos e avançam mesmo com dor. Em geral, o estresse constante dos membros inferiores começa a afetar tanto a parte frontal como a lateral do joelho.

Condromalacia patelar

A condromalacia patelar é uma irritação do joelho originada quando os músculos do quadríceps comprimem a patela contra a extremidade do fêmur. A patela possui uma camada macia de cartilagem em sua superfície interna, a qual é vulnerável ao desgaste provocado pela pressão constante. Essa cartilagem no geral desliza sobre a articulação do joelho. Contudo, a pressão dos músculos da coxa empurrando a patela contra a cartilagem do joelho pode irritar a superfície da cartilagem.

Tratamento

O atleta deita-se na mesa de massagem em supino, com uma almofada embaixo dos joelhos. O profissional aplica uma pequena quantidade de lubrificante sobre os músculos da coxa e realiza 10 vezes manobras de deslizamento compressivo. Após isso, manobras de amassamento são aplicadas nas partes interna e externa e no topo da coxa, passando três vezes em cada local. O profissional aplica manobras de compressão e deslizantes nessas mesmas três regiões. Se áreas hipersensíveis forem encontradas, o profissional deve parar e manter pressão direta, de 2 a 8 segundos, três vezes. O próximo passo é aplicar algumas gotas de Prossage Heat e realizar fricção com o polegar na parte inferior, nos lados, no topo e no ligamento da patela, por dois minutos. Em seguida, o profissional administra manobras de alargamento na coxa, do quadril na direção do joelho, três vezes, e termina a massagem com manobras de deslizamento compressivo, do joelho ao quadril.

Para finalizar o tratamento, devem ser aplicados alongamentos nos músculos do quadríceps. O atleta se deita de lado na mesa de massagem e flexiona o joelho da perna de baixo na direção da cintura. Depois, segura o tornozelo da perna de cima e traz o joelho de volta para uma linha reta com o corpo, mantém a posição alongada durante dois segundos, e traz novamente o joelho até o tórax. O profissional deve auxiliar no alongamento. Conforme o esportista traz o joelho de volta à posição de alongamento, o profissional empurra o seu quadril e gentilmente puxa seu joelho. O alongamento deve ser realizado oito vezes. Caso uma dor residual ainda esteja presente no local, uma bolsa de gelo pode ser aplicada durante 20 minutos. Analgésicos tópicos podem ser utilizados, três vezes ao dia, em dias alternados, até que a condição melhore.

Síndrome do trato iliotibial

A síndrome do trato iliotibial é uma lesão comum da coxa decorrente de atividades como corrida e ciclismo. O trato iliotibial é um tendão espesso que passa pela parte de fora da coxa. A sua origem encontra-se em dois músculos que se ligam ao quadril. Na parte frontal do quadril, localiza-se o músculo tensor da fáscia lata e, na anterior, o glúteo máximo insere-se na parte superior do trato iliotibial. Este estende-se ao longo da coxa e insere-se sobre o joelho no côndilo lateral da tíbia. A função do trato é fornecer suporte para a parte de fora do joelho durante a caminhada ou corrida. No ciclismo, os músculos da coxa ficam cheios de sangue e se expandem. Tal expansão cria uma pressão extra no trato que se localiza na parte lateral da coxa. Conforme o joelho se flexiona e volta à posição estendida durante o movimento de pedalar, o trato iliotibial move-se sobre uma protuberância óssea acima do joelho, chamada de epicôndilo lateral do fêmur. Esse movimento constante do trato iliotibial causa a sua inflamação, o que acarreta dor e desconforto.

Tratamento

O tratamento começa com o atleta deitado na mesa de massagem em supino, com uma almofada sob os joelhos. O profissional aplica uma pequena quantidade de lubrificante sobre os músculos da coxa e realiza manobras de deslizamento compressivo 10 vezes. Manobras de compressão são aplicadas no topo e na parte de fora da coxa, três vezes. Na sequência, são aplicadas manobras deslizantes na parte de fora da coxa; se o profissional encontrar áreas hipersensíveis ao realizá-las, ele deve parar e manter pressão direta de 2 a 8 segundos. Algumas gotas de Prossage Heat podem ser colocadas na área acima do joelho, na parte externa – frequentemente a área mais sensível da síndrome do trato iliotibial. Ao aplicar fricção, o profissional deve pedir relato ao atleta. A técnica da fricção deve ser realizada devagar, para diminuir o desconforto no local, devendo ser aplicada durante 15 segundos, três vezes, com um período de descanso de um minuto após cada aplicação. A massagem termina com manobras de deslizamento compressivo, do joelho até o quadril.

Para finalizar o tratamento, devem ser aplicados alongamentos no trato iliotibial. O atleta fica em supino na mesa de massagem e realiza uma elevação da perna estendida com a que possui a síndrome do trato iliotibial, mantendo o joelho travado. A perna estendida deve ser cruzada sobre o corpo do atleta o máximo possível, e a posição deve ser mantida durante dois segundos. Conforme o atleta move a perna sobre o corpo, o profissional coloca uma mão no seu quadril, enquanto a outra auxilia o atleta a mover a perna. Após isso, o atleta retorna a perna para a posição de descanso na mesa. O alongamento deve ser realizado oito vezes. Caso uma dor residual ainda esteja presente no joelho, uma bolsa de gelo pode ser aplicada durante 20 minutos. Analgésicos tópicos podem ser utilizados no joelho, três vezes ao dia, em dias alternados, até que a condição melhore.

Natação

A natação é um esporte popular nos Estados Unidos. É comum os atletas começarem a participar de competições bem jovens. Muitos deles acreditam que essa atividade é um dos melhores exercícios para o corpo, pois trabalha os principais grupos de músculos ao mesmo tempo. Conforme o atleta impulsiona o corpo pela água, ela pode criar até 10 vezes mais resistência que o ar. Como um exercício, a natação é um dos mais seguros, uma vez que o corpo encontra-se submerso na água, onde os movimentos não acarretam tanta pressão nas articulações e nos músculos como em outros esportes. Outra vantagem da natação é que o atleta pode escolher especializar-se na modalidade com a qual seu corpo se sente mais confortável. O nado livre é a modalidade mais popular, seguida pelo nado peito, o nado costas e o nado borboleta. Na natação, o treinamento frequente e durante longos períodos aumenta a possibilidade de ocorrência de lesões por uso repetitivo.

Ombro de nadador

O ombro de nadador é uma lesão referente à inflamação ou à dor no manguito rotador, assim como, possivelmente, à tendinite no ombro. É comum nos nadadores das modalidades livre, costas e borboleta, pois esses estilos requerem que o indivíduo estenda os braços ao realizar os movimentos. Um nadador competitivo pode rodar o ombro até um milhão de vezes em um ano.

Três músculos da região posterior do ombro são conhecidos como músculos do manguito rotador: o supraespinal no topo, o infraespinal no meio e o redondo menor na parte externa do ombro. Esses músculos ligam-se à parte de trás do braço no chamado tubérculo maior do úmero. Durante a rotação do ombro, não há muito espaço entre a cabeça do úmero (osso do braço) e o acrômio (escápula), o que pode ocasionar compressão desses músculos entre estes dois ossos, causando microtrauma nos tendões e no ventre muscular, resultando em inflamação e dor no ombro.

Tratamento

O tratamento inicia com o atleta deitado na mesa de massagem em prono, com uma almofada sob os tornozelos. O profissional coloca lubrificante nas mãos e aplica fricção circular no topo e na parte posterior do ombro durante 30 segundos; em seguida, aplica manobras de amassamento no topo e na parte externa do ombro três vezes, segue com manobras de compressão no topo e nas partes de fora e de trás do ombro. Após, aplica manobras deslizantes ao longo dos músculos, do ombro na direção da escápula, três vezes. Onde áreas hipersensíveis forem localizadas, pode ser mantida pressão direta de 2 a 8 segundos. O profissional coloca algumas gotas de Prossage Heat no topo do ombro e realiza fricção cruzada das fibras no tubérculo maior do úmero por 30 segundos, três vezes, com um período de descanso de um minuto depois de cada aplicação; isso deve reduzir o desconforto. Ele finaliza a massagem do ombro com manobras de deslizamento compressivo 10 vezes.

Para concluir o tratamento, o atleta movimenta o ombro por sua amplitude de movimentos normal. Começa movendo o braço do lado do corpo em um arco até que fique em linha reta para cima, repetindo oito vezes; depois, traz o braço para a altura do ombro, com o cotovelo flexionado em um ângulo de 90 graus, e realiza rotações interna e externa do ombro oito vezes. Caso uma dor residual ainda esteja presente no local, uma bolsa de gelo pode ser aplicada durante 20 minutos. Analgésicos tópicos podem ser administrados três vezes ao dia, em dias alternados, até que a condição melhore.

Joelho de nadador

O joelho de nadador é causado pelo movimento de perna utilizado no nado peito. Isso leva o joelho da flexão para a extensão e causa estresse no ligamento colateral medial. Este (também referido como colateral tibial) mantém unidos os ossos das partes inferior e superior do joelho. Conforme o joelho se move da flexão para a extensão, o estresse aumenta, causando microtraumas no ligamento, o que acarreta inflamação e dor na parte medial do joelho.

Tratamento

O atleta inicia em supino, com uma almofada embaixo dos seus joelhos. É aplicado lubrificante com manobras de deslizamento compressivo no local 10 vezes. Após, manobras de amassamento são administradas na parte interna da perna, da panturrilha na direção da coxa. O ligamento colateral medial é localizado pressionando-se a região interna do joelho, entre as partes inferior e superior. O profissional deve ser cuidadoso, pois o ligamento pode estar bastante sensível. Ele coloca algumas gotas de Prossage Heat no local e realiza fricção cruzada das fibras no ligamento por 30 segundos, com um período de descanso de um minuto depois de cada aplicação. Isso deve diminuir o desconforto. A massagem é concluída com manobras de deslizamento compressivo no joelho 10 vezes.

O profissional finaliza pedindo ao atleta que mova o joelho por sua amplitude de movimentos normal, flexionando e estendendo o joelho oito vezes. O atleta deve levantar-se e realizar oito agachamentos, considerando-se que o movimento não cause desconforto. Caso uma dor residual ainda esteja presente no local, uma bolsa de gelo pode ser aplicada durante 20 minutos. Analgésicos tópicos podem ser utilizados três vezes ao dia, em dias alternados, até que a condição melhore.

Futebol americano

Da escolinha até o nível profissional, atletas de todas as idades gostam de jogar futebol americano. Muitos indivíduos praticam esse esporte, incluindo defensores grandes, altos e fortes, assim como corredores e receptadores rápidos, resistentes e fortes. Esses homens chocam-se uns contra os outros durante uma partida. O futebol americano é um dos esportes de contato mais intensos do mundo. Mesmo com equipamentos de proteção, como capacetes e protetores de ombro, as lesões são inevitáveis, pois no instante em que a bola é jogada, os pés do atleta são impulsionados e seus ombros colidem com os de outros jogadores.

Dedo de Turfa

A hiperdorsiflexão da articulação metatarsofalângica consiste em uma lesão no dedo do pé originada quando a parte frontal dele se prende em uma superfície artificial dura. Em um movimento mal feito, o pé do atleta pode se prender e os dedos podem virar para trás, causando o estiramento do dedo do pé, da cápsula articular e de seus ligamentos. O propósito do tratamento é aliviar parte da dor e do desconforto da lesão, ajudando a melhorar a amplitude de movimentos e a função da articulação. Nos estágios iniciais, é difícil para o atleta depositar peso no pé lesionado. O tratamento imediato consiste em reduzir a inflamação mergulhando o pé em água fria. Após a resposta inflamatória aguda ter diminuído, a massagem pode ser iniciada.

Tratamento

O tratamento começa com o atleta deitado na mesa de massagem em supino, com uma almofada embaixo dos seus joelhos. O profissional aplica lubrificante no topo e na planta do pé e realiza manobras de deslizamento compressivo 10 vezes; após, aplica manobras de compressão na parte interna e na planta do pé, três vezes. Na sequência, são aplicadas manobras deslizantes pela parte lateral e planta do pé, três vezes, parando-se nas áreas hipersensíveis encontradas para manter pressão direta de 2 a 8 segundos. É colocado Prossage Heat na planta do pé e no dedo, administrando-se fricção três vezes com o indicador e o polegar, durante 30 segundos, com um período de descanso de um minuto após cada aplicação. A massagem termina com manobras de deslizamento compressivo no topo e na planta do pé 10 vezes.

Para concluir o tratamento, o atleta flexiona e estende o dedo do pé no final de cada movimento. O profissional alonga esse dedo, cuidando para não empurrá-lo para trás com muita força. O atleta deve fornecer relato sobre o nível de seu desconforto. Caso uma dor residual ainda esteja presente no local, ele deve ser mergulhado em água fria durante 20 minutos. Analgésicos tópicos podem ser aplicados no pé três vezes ao dia, em dias alternados, até que a condição melhore.

Estiramento na cervical

A dor (ou queimação) na cervical é uma lesão nos nervos do pescoço e dos ombros. Estimativas indicam que metade dos jogadores de futebol americano do ensino médio e das universidades já sofreu ao menos uma vez com esse tipo de dor. Para derrubar o outro atleta, o jogador, em geral, abaixa um dos ombros e lança-o contra o adversário. A força da colisão compele o ombro do atleta para baixo e sua cabeça para trás. Esse movimento pode alongar a rede de nervos (conhecida como plexo braquial) que se estende pelo ombro. Quando os nervos são alongados, uma sensação de queimação ou de pontada atravessa o braço e pode deixá-lo dormente e fraco. Os sintomas podem durar de alguns minutos até meses, dependendo da gravidade. O objetivo da massagem esportiva não é curar a condição, mas sim reduzir o desconforto no pescoço, no ombro e no braço.

Tratamento

Para começar, o atleta fica em prono, com o rosto no apoio para a cabeça, e uma almofada sob os tornozelos. Seus braços devem estar ao lado do corpo, com as palmas das mãos para cima. O profissional aplica lubrificante com manobras de deslizamento compressivo, do punho na direção do ombro. Na sequência, são realizadas manobras de compressão no antebraço e na parte posterior do braço. Após, são administradas manobras deslizantes no antebraço e na parte de trás do braço, três vezes. Ao aplicá-las, o profissional deve parar nas áreas hipersensíveis e manter pressão direta de 2 a 8 segundos. São aplicadas manobras de deslizamento compressivo, do braço na direção posterior do pescoço. Em seguida, é aplicada Prossage Heat com manobras de amassamento ao longo do topo do ombro e na parte de trás do pescoço, três vezes. Nessa mesma região, o profissional aplica manobras deslizantes, parando nas áreas hipersensíveis e mantendo pressão direta de 2 a 8 segundos, para, então, aplicar manobras de amassamento no local. O tratamento termina com manobras de deslizamento do punho na direção posterior do pescoço.

Para finalizar o tratamento, o atleta flexiona e estende o pescoço. No final de cada movimento, o profissional pode auxiliar no alongamento. O atleta move o pescoço de um lado para outro, sendo que um alongamento suave pode ser aplicado ao final de cada movimento; é preciso ter cuidado para não empurrar o pescoço com muita força nesses exercícios. Pedir o relato do atleta em relação ao nível de desconforto pode ser útil. Caso uma dor residual ainda esteja presente no pescoço e ombro, uma bolsa de gelo pode ser aplicada durante 20 minutos. Analgésicos tópicos podem ser utilizados no ombro e pescoço três vezes ao dia, em dias alternados, até que a condição melhore.

Beisebol

O beisebol é conhecido como o passatempo dos norte-americanos desde o século XIX, sendo, atualmente, o segundo esporte mais popular nos Estados Unidos, atrás do futebol americano. Ele pode ser praticado durante muitos anos se o corpo conseguir resistir às demandas físicas. O movimento de lançamento no beisebol pode estressar os membros superiores a ponto de dificultar o jogo, impedindo o atleta de continuar jogando.

Dor no manguito rotador

O ombro é propenso a lesões devido ao desequilíbrio muscular na articulação glenoumeral. No movimento de lançamento, o braço se move da rotação externa para a medial com uma força considerável. Os cinco músculos rotadores mediais são o deltoide anterior, o peitoral maior, o latíssimo do dorso, o redondo maior e o subescapular. Por sua vez, os três rotadores laterais são o deltoide posterior, o infraespinal e o redondo menor. Os primeiros são mais fortes e flexíveis que os segundos. Esse desequilíbrio muscular, com frequência, é um dos fatores que contribui para a dor no manguito rotador.

Tratamento

O atleta fica em prono, com uma almofada embaixo dos tornozelos. O profissional aplica lubrificante com manobras de deslizamento compressivo no topo e na parte posterior do ombro 10 vezes e, então, administra fricção circular nessa mesma área durante 30 segundos. Em seguida, são aplicadas manobras de amassamento no topo e na parte lateral do ombro três vezes. Manobras de compressão são aplicadas no topo e na parte de trás do ombro três vezes. O profissional coloca Prossage Heat e faz manobras deslizantes ao longo do topo, no meio e na extremidade da escápula, três vezes, parando nas áreas hipersensíveis e mantendo pressão direta de 2 a 8 segundos; depois, é aplicada fricção no braço e na parte de trás do ombro. A massagem termina com manobras de deslizamento compressivo no ombro 10 vezes.

Para finalizar o tratamento, o atleta levanta-se e movimenta o braço até a altura do ombro, com o cotovelo flexionado em um ângulo de 90 graus, realiza rotação interna do ombro, alonga suavemente durante dois segundos e, então, solta a pressão. Na sequência, faz a rotação externa do ombro, alonga devagar por dois segundos e, então, solta a pressão. As rotações interna e externa devem ser realizadas oito vezes. Caso uma dor residual ainda esteja presente no local, uma bolsa de gelo pode ser aplicada durante 20 minutos. Analgésicos tópicos podem ser utilizados no ombro e pescoço três vezes ao dia, em dias alternados, até que a condição melhore.

Tendinite medial de cotovelo

Os tendões mais afetados pelo movimento de lançamento encontram-se na parte interna ou medial do cotovelo. Dois grupos de músculos originam-se no epicôndilo medial do cotovelo: os flexores do punho, que dobram o punho para baixo, na direção do chão, e os pronadores do antebraço, que rotam a palma da mão de supino para prono. O movimento de lançamento pode irritar os músculos e tendões, causando inflamação e dor. A primeira parte do tratamento é sempre direcionada para reduzir a inflamação aguda antes do início da massagem.

Tratamento

O atleta fica em supino, com uma almofada embaixo dos tornozelos. Seus braços devem estar ao lado do corpo, com as palmas das mãos para cima. O profissional aplica lubrificante no antebraço, do punho até o cotovelo, utilizando manobras de deslizamento compressivo 10 vezes; continua com manobras de compressão, do cotovelo na direção do punho, três vezes. Na sequência, administra manobras deslizantes, do punho até a parte interna do cotovelo, três vezes. Se alguma área hipersensível for encontrada, o profissional deve aplicar pressão direta e mantê-la durante 12 segundos. Em seguida, aplica Prossage Heat na parte interna do cotovelo e administra fricção cruzada das fibras nessa mesma área por 30 segundos. Após um minuto de descanso, repete a técnica durante 30 segundos. A massagem termina com a aplicação de deslizamento 10 vezes.

Para finalizar o tratamento, o atleta flexiona e estende o punho e mantém cada posição durante dois segundos. Ele deve realizar cada alongamento oito vezes; depois move o punho de supino para prono, mantendo cada posição por dois segundos. Cada alongamento deve ser repetido oito vezes.

Basquete

Jaime Naismith, um professor da YMCA em Springfield, Massachusetts, é considerado o criador do basquete, em 1891. Desde seu início, esse esporte cresceu bastante, chegando ao campeonato universitário norte-americano – conhecido com "*March Madness*" – e ao campeonato da NBA. Os jogadores de basquete devem possuir velocidade, força e resistência. Um primeiro passo explosivo permite aos jogadores passar pelo jogador de defesa e marcar os pontos. Os jogadores devem ser capazes de ir de um estado em que estão parados para um de velocidade máxima muito rapidamente. Além disso, devem ter força para pular alto o suficiente para enterrar a bola na cesta, assim como devem ter resistência suficiente para fazer isso durante todo o jogo, por toda uma temporada. Quando os atletas pulam para arremessar ou enterrar a bola, eles devem aterrissar com seus pés em um movimento controlado. Todos esses movimentos de corrida, salto e aterrissagem em alta velocidade são realizados em um piso de madeira duro, o que torna a atividade desgastante para o corpo.

Joelho de saltador

O joelho de saltador é uma condição decorrente do uso excessivo que causa irritação e inflamação no ligamento da patela. Este conecta a patela à tíbia. Por sua vez, os músculos fortes e grandes do quadríceps ligam-se ao topo da patela e, quando se contraem, a coxa estica a perna durante o pulo, para impulsionar o atleta para cima. Os músculos do quadríceps também ajudam a estabilizar o joelho quando o atleta aterrissa após o salto. A pressão colocada no ligamento é, em geral, dolorosa, e movimentos de salto ou agachamento podem agravar a situação.

Tratamento

O atleta fica em supino, com uma almofada embaixo dos seus joelhos. O profissional aplica lubrificante de massagem na coxa, utilizando manobras de deslizamento compressivo, do joelho até a coxa, 10 vezes. Após, aplica manobras de amassamento nas partes interna, externa e no topo da coxa três vezes, seguidos de manobras de compressão ao longo dessas mesmas áreas três vezes. Continua no local com manobras deslizantes, repetindo três vezes, parando nos pontos hipersensíveis encontrados para manter pressão direta de 2 a 4 segundos. O próximo passo é aplicar Prossage Heat na parte anterior do joelho. O profissional administra fricção no topo, nos lados e na parte inferior da patela, por 30 segundos, três vezes, com um minuto de descanso entre as aplicações. A fricção cruzada das fibras deve ser ajustada para o nível de conforto do atleta. A técnica final de massagem é a aplicação de manobras de deslizamento compressivo, do joelho até o quadril, 10 vezes.

Para concluir o tratamento, devem ser aplicados alongamentos nos músculos do quadríceps. O atleta deita-se de lado na mesa de massagem e flexiona o joelho da perna de baixo na direção da cintura; após, segura o tornozelo da perna de cima e traz o joelho de volta para uma linha reta com o corpo, mantém a posição alongada durante dois segundos, e traz novamente o joelho até o tórax. O alongamento deve ser realizado oito vezes. Caso uma dor residual ainda esteja presente no local, uma bolsa de gelo pode ser aplicada durante 20 minutos. Analgésicos tópicos podem ser utilizados três vezes ao dia, em dias alternados, até que a condição melhore.

Entorse no tornozelo

O salto desgasta não apenas o joelho, mas também o tornozelo. Jogadores de basquete podem aterrissar de maneira desajeitada após o salto. Os tornozelos sofrem entorse quando o pé gira ou dobra, o que com frequência ocorre quando o jogador salta e aterrissa sobre o pé de outro atleta. Caso o pé aterrisse com muita força e em uma posição incorreta, os ligamentos que o unem ao tornozelo podem alongar-se além de sua amplitude de movimentos normal. A intensidade da dor que um atleta sente com um entorse no tornozelo, em geral, depende da quantidade de dano causado. Caminhar pode ser bastante difícil devido à dor e à tumefação. A obtenção de um diagnóstico médico adequado é bastante importante.

Tratamento

O atleta inicia em prono, com uma almofada sob os tornozelos. O profissional levanta a parte inferior da sua perna em um ângulo de 90 graus e aplica lubrificante de massagem no pé e tornozelo; o atleta aponta seu pé na direção do teto, e o profissional posiciona suas mãos em volta do pé e tornozelo. Conforme o atleta move o pé, o profissional puxa com ambas as mãos em torno do tornozelo. Essa técnica ajuda a reduzir a tumefação no tornozelo após o estágio agudo da lesão ter passado (48 a 72 horas depois). Repeti-la 10 vezes. Com a perna do atleta de volta sobre a mesa, é aplicada Prossage Heat na parte externa do tornozelo. Em seguida, o profissional administra fricção cruzada das fibras gentilmente em volta do maléolo lateral. O ligamento na região anterior do tornozelo, chamado de ligamento talofibular anterior, é, em geral, o que mais sofre entorses. A fricção cruzada das fibras pode ser aplicada três vezes, por 30 segundos, com um minuto de descanso durante as aplicações. A pressão deve ser ajustada para o nível de conforto do atleta.

Para finalizar o tratamento, devem ser aplicados alongamentos no tornozelo. O atleta fica em supino na mesa, aponta suavemente o pé para baixo, na direção da mesa, e, após isso, puxa-o para cima, na direção da cabeça. O profissional pode auxiliar, fornecendo um alongamento suave ao final de cada movimento. O tornozelo é alongado devagar durante dois segundos em cada posição, por oito vezes. Caso uma dor residual ainda esteja presente no tornozelo, ele deve ser mergulhado em água fria durante 20 minutos. Após secá-lo, o atleta pode aplicar analgésicos tópicos três vezes ao dia, em dias alternados, até que a condição melhore.

Futebol

O futebol é praticado em quase todos os países do mundo. Mais de 240 milhões de pessoas o praticam. Os jogadores de futebol são atletas muito bem condicionados fisicamente. Devido ao fato de precisarem correr pela maior parte do tempo, eles precisam ter muita resistência, velocidade, flexibilidade e vigor. Um jogador pode correr até 11 km em um único jogo, o que pode deixá-los em ótima forma física, devido à intensa quantidade de energia gasta. Como o futebol requer uma corrida quase constante, tornozelos, joelhos e quadril são locais comuns de dor. O fato de ser jogado na grama é uma vantagem, caso contrário certamente haveria mais lesões. Os jogadores de futebol, com frequência, batem na bola usando o corpo ou a cabeça, o que pode ocasionar dores nos músculos do pescoço.

Estiramentos nos músculos isquiotibiais

Os estiramentos nos músculos isquiotibiais também são conhecidos como distensões e representam as lesões mais comuns da coxa. Durante a corrida, os músculos do quadríceps movem a coxa para a frente, enquanto os isquiotibiais a puxam para trás. Os do quadríceps, na parte frontal da coxa, são sempre mais fortes que os isquiotibiais, na parte de trás da coxa. Se os últimos se encontram rígidos, a força de contração do quadríceps pode superar a dos músculos isquiotibiais, causando estiramentos. Essas lesões são classificadas de acordo com a sua gravidade: um estiramento de primeiro grau é moderado; um de segundo grau é um pouco grave e um de terceiro grau é muito grave. Graus mais altos de estiramento podem causar mais dor, espasmos e tumefação.

Tratamento

O tratamento inicia com o atleta em prono, com uma almofada embaixo dos seus tornozelos. O profissional aplica lubrificante de massagem com manobras de deslizamento compressivo na parte posterior da coxa 10 vezes; depois, aplica manobras de amassamento nessa mesma área, da coxa até o joelho, três vezes. Na sequência, são aplicados Prossage Heat e manobras deslizantes da parte de trás do joelho, na direção da parte externa da coxa e, então, até o centro da região posterior dela. Ao realizá-las, o profissional deve parar em qualquer área hipersensível encontrada e manter pressão direta de 2 a 4 segundos; ele pede ao atleta que levante a perna em um ângulo de 90 graus e segure o tornozelo. O atleta deve empurrar o tornozelo na direção do quadril, mas o profissional não pode deixar a perna se mover. Caso seja sentida dor nos músculos isquiotibiais com essa manobra, o atleta deve tocar a área sensível; o profissional deve comprimir a área enquanto move a perna perna do atleta para a frente e para trás. Em seguida, a fricção cruzada das fibras pode ser aplicada na área hipersensível durante 30 segundos, com um minuto de intervalo entre as aplicações. A massagem pode ser concluída com deslizamento compressivo na parte posterior da coxa, do joelho até o quadril, 10 vezes.

Para finalizar o tratamento, devem ser aplicados alongamentos nos músculos isquiotibiais. O atleta fica em supino na mesa de massagem e realiza uma elevação da perna estendida, com o joelho travado. Onde a perna parar, o profissional segura a sua coxa, enquanto o joelho é flexionado. O atleta estende a perna, mantém a posição durante dois segundos e, por fim, solta a pressão. O alongamento desses músculos com os joelhos dobrados deve ser realizado oito vezes. O atleta retorna a perna para a posição de descanso e, então, realiza novamente uma elevação da perna estendida, com o joelho travado. Ao final do movimento, o profissional alonga devagar essa perna na direção da cabeça do atleta por dois segundos e retorna-a à posição inicial. Esse alongamento deve ser realizado oito vezes. Caso uma dor residual ainda esteja presente nos músculos isquiotibiais, uma bolsa de gelo pode ser aplicada durante 20 minutos. Analgésicos tópicos podem ser utilizados três vezes ao dia, em dias alternados, até que a condição melhore.

Estiramentos no pescoço

Os estiramentos no pescoço são rupturas parciais dos músculos no local. No futebol, as lesões no pescoço podem ocorrer quando o atleta cabeceia a bola. Conforme ela se aproxima, o jogador precisa enrijecer os músculos do pescoço antes de cabeceá-la. A velocidade e o peso da bola podem mover a cabeça e o pescoço caso seus músculos não estejam rígidos antes do contato. A quantidade de dor no pescoço após cabecear a bola é, frequentemente, um sinal da gravidade da lesão.

Tratamento

O atleta inicia em prono, com o rosto no apoio para a cabeça e uma almofada embaixo dos tornozelos. O profissional aplica lubrificante para massagem com manobras de deslizamento compressivo, do pescoço até o centro das costas, 10 vezes. Na sequência, são realizadas manobras de amassamento três vezes, no pescoço e na parte superior dos ombros, e manobras deslizantes da cabeça na direção da base do pescoço, também três vezes. Ao aplicar as manobras deslizantes, o profissional deve parar nas áreas hipersensíveis encontradas e manter pressão direta de 2 a 4 segundos. Em seguida aplica fricção cruzada das fibras com Prossage Heat ao longo da parte posterior da base da cabeça por 30 segundos, três vezes, com um minuto de descanso entre cada aplicação. O profissional termina a massagem com manobras de deslizamento, da cabeça na direção do centro das costas, 10 vezes.

Para finalizar o tratamento, devem ser aplicados alongamentos no pescoço do atleta. Para tanto, ele fica em supino. Conforme ele eleva a cabeça na direção do peito, o profissional puxa suavemente a parte de trás dela para a frente e mantém a posição alongada durante dois segundos. O alongamento deve ser realizado oito vezes. Após isso, o atleta inclina a cabeça para o lado e encosta o ouvido no ombro, enquanto o profissional a empurra suavemente durante dois segundos. Esses alongamentos devem ser realizados oito vezes em cada lado do pescoço. Finalmente, o atleta roda a cabeça na direção do ombro, e o profissional auxilia no alongamento, mantendo a posição por dois segundos. Repeti-lo oito vezes em cada lado. Caso uma dor residual ainda esteja presente no pescoço, uma bolsa de gelo pode ser aplicada durante 20 minutos. Analgésicos tópicos podem ser utilizados no pescoço três vezes ao dia, em dias alternados, até que a condição melhore.

Golfe

O jogo de golfe pode ter surgido há mais de dois mil anos, quando pastores usavam seus bastões curvos para atingir pedras. Uma versão mais formal do esporte emergiu na Escócia há mais de mil anos. Nos dias de hoje, cerca de 26 milhões de pessoas o praticam todos os anos somente nos Estados Unidos. Golfistas profissionais fazem o jogo parecer fácil: eles têm um taco e atingem uma bola. O quão difícil isso pode ser? Na verdade, é um esporte difícil de aprender. A tacada do golfe é diferente de qualquer movimento em outros jogos. A postura, o modo de segurar o taco, a rotação do corpo, o balanço do braço e a velocidade do golpe fazem da tacada uma das manobras mais difíceis no esporte. De fato, milhões de dólares são gastos todos os anos em aulas de golfe e em tacos, em uma tentativa de aperfeiçoar a tacada.

A maioria das pessoas não é forte ou flexível o suficiente na área da cintura para realizar uma batida adequada. Em consequência disso, elas não conseguem manter a posição apropriada ou girar a cintura, compensando com o balanço do braço, o que muitas vezes não produz uma tacada efetiva. Assim como no lançamento de uma bola de beisebol, o poder da tacada é gerado dos pés para cima. Eles pressionam contra o chão, e uma onda de contrações musculares avança dos pés para o quadril, passando pelo tronco e, finalmente, chegando aos braços. A soma de todas essas contrações pelo corpo cria o poder da tacada. Qualquer coisa que interrompa o fluxo das contrações pode atrapalhá-la.

Dor nas costas

A tacada no golfe acarreta uma grande quantidade de estresse na região lombar, sendo que até mesmo curvar-se para uma batida leve é uma atividade estressante para a parte inferior das costas. A dor nesse local é o problema mais comum encontrado em golfistas. A rotação da coluna vertebral deve ocorrer principalmente no pescoço, com uma pequena ajuda das partes medial e superior das costas. Devido ao formato das articulações vertebrais, a região lombar não é propícia para a rotação. A força de uma tacada pode irritar a área, causando espasmos musculares.

Tratamento

O atleta fica em prono, com o rosto no apoio para a cabeça e uma almofada sob os tornozelos. O profissional aplica lubrificante com 10 manobras de deslizamento compressivo na região lombar. Na sequência, são realizadas manobras de compressão em cada lado da coluna vertebral, três vezes, e manobras deslizantes na mesma área, parando nos pontos hipersensíveis encontrados e mantendo pressão direta por quatro segundos. Depois, é aplicada fricção cruzada das fibras com Prossage Heat nos músculos da região lombar e do topo do quadril durante 30 segundos, três vezes, com um minuto de intervalo após cada aplicação. O tratamento termina com a aplicação de deslizamento 10 vezes na região lombar.

Para finalizar a massagem, devem ser aplicados alongamentos na região lombar do atleta. Para tanto, ele fica em supino e traz um joelho para o tórax, enquanto o profissional suavemente empurra esse joelho em direção ao peito do atleta, alongando a lombar. A posição alongada deve ser mantida durante dois segundos, e a técnica, realizada oito vezes. Em seguida, o esportista realiza a elevação da perna estendida oito vezes, repetindo na outra, alongando durante dois segundos. Caso uma dor residual ainda esteja presente na região lombar, uma bolsa de gelo pode ser aplicada por 20 minutos. Analgésicos tópicos podem ser administrados no local três vezes ao dia, em dias alternados, até que a condição melhore.

Cotovelo de golfista

O cotovelo de golfista, ou epicondilite medial, é uma condição de dor e inflamação que ocorre na parte interna do cotovelo. A sua causa mais comum é o uso excessivo. Os tendões na extremidade dos músculos do antebraço que se ligam ao epicôndilo medial podem ficar lesionados devido a uma única ação violenta, como bater um taco de golfe no chão, ou ainda pelo estresse repetitivo da tacada.

Tratamento

Para começar, o atleta fica em supino, com uma almofada sob os joelhos. Seus braços devem estar ao lado do corpo, com as palmas das mãos para cima. O profissional aplica lubrificante no antebraço, do punho até o cotovelo, utilizando deslizamento compressivo 10 vezes. Depois, aplica manobras de compressão três vezes, do cotovelo na direção do punho, segue com manobras deslizantes, do punho até a parte interna do cotovelo, três vezes. Se forem localizadas áreas hipersensíveis no momento da aplicação de manobras deslizantes, deve ser mantida pressão direta de 2 a 4 segundos. Após isso, o profissional aplica Prossage Heat na parte interna do cotovelo e administra fricção cruzada das fibras nessa área três vezes, durante 30 segundos, com um minuto de intervalo após cada aplicação. A massagem é concluída com deslizamento compressivo 10 vezes.

Para finalizar o tratamento do cotovelo, o atleta flexiona e estende o punho, mantendo cada posição durante dois segundos e realizando cada ação oito vezes; depois, move o punho que está em supino para prono, mantendo cada posição por dois segundos. Ele deve realizar os alongamentos oito vezes. Caso uma dor residual ainda esteja presente na parte medial do cotovelo, uma bolsa de gelo pode ser colocada durante 20 minutos. Após o gelo, analgésicos tópicos podem ser aplicados nessa região três vezes ao dia, em dias alternados, até que a condição melhore.

Tênis

Em 1873, um galês chamado Major Walter Wingfield introduziu o jogo de tênis na grama (apesar de o ter chamado de *Sphairistike*, talvez baseado na palavra grega para "jogar bola"), o que originou o jogo moderno de tênis. Os jogadores de hoje precisam ter reflexos de "gato" para serem capazes de se mover para a frente, para trás e de um lado para outro, conforme necessário, para alcançar a bola. A velocidade desta requer que os jogadores antecipem para qual direção ela está indo antes de acertá-la. Assim como os jogadores de beisebol, os tenistas precisam rebater e devolver bolas em altíssima velocidade. A parte superior de uma raquete de tênis é muito maior em largura do que um taco de beisebol; contudo, devolver não é nada mais fácil do que bater em uma bola de beisebol. A coordenação dos olhos e das mãos de um tenista é incrível. O jogador deve posicionar seu corpo e a raquete no local correto antes de a bola chegar para ter alguma chance de rebatê-la. Dois movimentos comuns do tênis que podem causar estresse no corpo do tenista são o balanço da raquete e o movimento de um lado para outro das pernas.

Cotovelo de tenista

O cotovelo de tenista, ou epicondilite lateral, é uma condição de dor e inflamação que ocorre na parte externa do cotovelo. A sua causa mais comum é o uso excessivo. Os tendões na extremidade dos músculos do antebraço que se ligam ao epicôndilo lateral podem ficar lesionados devido ao estresse repetitivo de rebater milhares de bolas de tênis. Outros fatores contribuintes são, além da idade, não estar acostumado com atividades extenuantes, ter um tempo de reação menor e realizar contrações excêntricas ou alongadoras repetitivas do músculo.

Tratamento

O atleta fica em supino, com uma almofada sob os joelhos. Seus braços devem estar ao lado do corpo, com as palmas das mãos para baixo. O profissional aplica lubrificante no antebraço do atleta, do punho até o cotovelo, utilizando manobras de deslizamento compressivo 10 vezes. Em seguida, realiza manobras de compressão, do cotovelo na direção do punho, três vezes; coloca Prossage Heat e aplica manobras deslizantes, do punho na direção externa do cotovelo, três vezes. Se o profissional localizar áreas hipersensíveis, deve manter pressão direta de 2 a 4 segundos, para, então, realizar fricção cruzada das fibras na parte externa do cotovelo, durante 30 segundos. Depois do período de descanso de um minuto, a técnica é aplicada novamente, por 30 segundos. A aplicação de deslizamento compressivo 10 vezes conclui o procedimento.

Para finalizar o tratamento do cotovelo, o atleta flexiona e estende o punho e mantém cada posição durante dois segundos, repetindo cada alongamento oito vezes. Após, move o punho em supino para prono, mantendo cada posição por dois segundos. Ele deve realizar cada alongamento oito vezes. Caso uma dor residual ainda esteja presente na parte externa do cotovelo, uma bolsa de gelo pode ser aplicada durante 20 minutos. Após o gelo, analgésicos tópicos podem ser administrados três vezes ao dia, em dias alternados, até que a condição melhore.

Distensão na virilha

A distensão na virilha, ou estiramento do adutor, é uma lesão dos músculos da parte interna da coxa. Ela ocorre quando os músculos desse local são estendidos excessivamente. Os adutores têm formato de leque e localizam-se na região interna da coxa aproximando-as quando estes se contraem. Movimentos súbitos, de um lado para outro, podem causar estiramentos nessa região, especialmente quando há fadiga muscular dos membros.

Tratamento

O tratamento inicia com o atleta deitado de lado, com a perna de baixo estendida. O profissional aplica lubrificante com deslizamento compressivo nos músculos da parte interna da coxa, do joelho para o quadril, repetindo 10 vezes; em seguida, aplica amassamento nesses músculos três vezes. Na sequência, são realizadas manobras de compressão, do quadril na direção do joelho, três vezes. O profissional aplica Prossage Heat e manobras deslizantes do joelho até o quadril, aplicando pressão direta e mantendo-a de 2 a 4 segundos caso algum ponto hipersensível seja encontrado. Para localizar o ponto exato da distensão, o profissional pede ao atleta que contraia os adutores contra resistência. É aplicada fricção cruzada das fibras no local exato da distensão, durante 30 segundos, com um intervalo de um minuto após cada aplicação. A pressão da fricção cruzada das fibras deve ser ajustada de acordo com o nível de conforto do atleta. A massagem termina com manobras de deslizamento compressivo, do joelho na direção do quadril, 10 vezes.

Para finalizar o tratamento da distensão na virilha, os adutores devem ser alongados. O atleta fica em supino e afasta a perna da linha medial do corpo, alongando suavemente durante dois segundos e, então, retorna à posição inicial. O alongamento do adutor deve ser repetido oito vezes. Caso uma dor residual ainda esteja presente no local, uma bolsa de gelo pode ser aplicada durante 20 minutos. Após a colocação de gelo, analgésicos tópicos podem ser administrados três vezes ao dia, em dias alternados, até que a condição melhore.

Índice

Nota: As letras *f* e *t*, em itálico, ao lado dos números das páginas, referem-se a figuras e tabelas, respectivamente.

A
agonista 55-56
almofadas 33-34, 40-41
alongamento
   após o tratamento 21-22
   ativo isolado 16-17, 84-86
   balístico 81-82
   benefícios do 82-84
   contração/relaxamento 81-83
   costas 94-96
   estático 81-82
   inibição recíproca 82-83
   na massagem pós-evento 76
   na massagem pré-evento 65-66
   ombro 88-92
   pescoço 86-88
   princípios fundamentais 80-83
   punho e cotovelo 92-94
   quadril e joelho 96-100
   respiração e 83-84
   terapêutico 27, 105, 116, 137
   tornozelo e panturrilha 100-102
   treinamento consistente de 84-85
   visão geral do 79-81
alongamento ativo isolado 16-17, 84-86
alongamento balístico 81-82
alongamento contração/relaxamento 81-83
alongamento da parte lateral do ombro 91
alongamento da parte posterior do ombro 91
alongamento de eversão do tornozelo 102
alongamento de extensão do braço 90
alongamento de flexão do tronco com os joelhos dobrados 95
alongamento de inclinação lateral da parte externa do tronco 96
alongamento de inversão do tornozelo 102
alongamento de rotação da parte superior do tronco 95
alongamento de rotação externa do joelho 100
alongamento de rotação externa do quadril 99
alongamento de rotação interna do joelho 99
alongamento de rotação interna do quadril 99
alongamento do adutor da virilha 97
alongamento do glúteo máximo 96
alongamento do peito com os braços estendidos 89
alongamento do peito com os braços estendidos em um ângulo de 45 graus acima dos ombros 89
alongamento do peito com os braços estendidos em um ângulo de 45 graus abaixo dos ombros 89
alongamento do psoas flexor do quadril 98
alongamento do quadríceps deitado de lado 98
alongamento do rotador lateral do ombro 90
alongamento do rotador medial do ombro 90
alongamento do tendão calcâneo 101
alongamento do trato iliotibial em forma de quatro 98
alongamento do tríceps 91
alongamento dos abdutores do punho 93
alongamento dos adutores do punho 93
alongamento dos extensores do punho 93
alongamento dos flexores do punho 92
alongamento dos músculos isquiotibiais com a perna estendida 97
alongamento dos músculos isquiotibiais com o joelho dobrado 97
alongamento dos pronadores do punho 94
alongamento dos supinadores do punho 94
alongamento estático 81-82
alongamento excessivo 86
alongamento joelho-tórax com as duas pernas 95
alongamento joelho-tórax com uma perna 94
alongamento profundo da panturrilha para o sóleo 101
alongamento superficial da panturrilha para o gastrocnêmio 101
alongamento terapêutico 27, 105, 116, 137
alongamentos de flexão e extensão do braço oposto 88
alongamentos para cotovelo e punho 92-94
alongamentos para joelho e quadril 96-100
alongamentos para o pescoço 86-88
alongamentos para o punho e para o cotovelo 92-94
alongamentos para os ombros 88-92
alongamentos para panturrilha e tornozelo 100-102
alongamentos para quadril e joelho 96-100
alongamentos para tornozelo e panturrilha 100-102
amassamento 26, 75, 115, 135
amplitude de movimentos
   anatômica 81-82
   ativa 25
   das articulações 57-60, 58-59*t*
   definição 80-81
   na massagem pré-evento 65-66
   passiva 25
   técnicas 26-27, 105, 137
amplitude de movimentos anatômica 81-82
amplitude de movimentos ativa 25
amplitude de movimentos passiva 25
analgésicos tópicos 35
anatomia
   da articulação 45-48, 46-48*f*
   musculoesquelética 48-52, 48-52*f*
antagonista 55-56
antebraço, como área problemática 168
apertar 26, 104-105, 137
apoio para a cabeça 32-33
aquecimento 64-65
áreas problemáticas 161-168
áreas problemáticas 161-168
armário para armazenamento 36
armazenamento de registros
   para a massagem de recuperação 132-133
   para a massagem pós-evento 70-72
   para a massagem pré-evento 63-64

articulações
    amplitudes de movimentos das 57-60, 58-59t
    anatomia estrutural das 45-48, 46-48f
    cápsulas das 46-48
    movimentos das 54-60, 56-59t
artrite 45-46
assoalho 30-31
atleta
    entrevista do 17
    papel do 21-22
atrofia 49-51

B

banco com rodinhas 33-34
banheiros 31-32
basquete, tratamentos específicos para 180-181
beisebol, tratamentos específicos para 178-179
Biofreeze 35
bolsa, para mesa de massagem 37-38
bolsa 47-48, 47-48f
bolsa subdeltóidea 47-48, 47-48f

C

cãibras 52-54
calcanhar de corredor 170-171
cartilagem 45-46, 46-47f, 47-48
cartilagem hialina 45-48
cesta 36
ciclismo, tratamentos específicos para 172-173
ciclo dor-espasmo-dor 53-54
circundução do tornozelo 100
coberturas de proteção 38-39
comunicação não verbal 22
condromalacia patelar 172-173
contração concêntrica 50-51, 51-52f
contração excêntrica 50-51, 51-52f
contração isométrica 50-51
contratos, para massagem pré-evento 61-63
contusões 72-73
cordas 33-35
corrida, tratamentos específicos para 170-171
costas
    alongamentos 94-96
    como área problemática 166-168
    dor 184-185
cotovelo de golfista 92, 168, 185
cotovelo de tenista 92, 168, 186
cremes 34-35

D

decorações 31-32
desaquecimento 71-72
deslizamento compressivo 25, 75-76, 114-116, 135
distensão na virilha 187

DMT. *Ver* dor muscular tardia
dor muscular tardia (DMT) 51-53
dor na cervical 176-177
dor no manguito rotador 178-179
dor referida 57-58

E

educação continuada 16-17
elásticos de resistência 33-35
elevação da perna estendida 85-86
emergências 63, 70-71
emergências médicas 63, 70-71
entesite 57-58
entesopatia 57-58
entorse no tornozelo 181
entorses 73-74, 181
entrevistas
    do atleta 17
    massagem pós-evento 71-72, 76
    massagem pré-evento 64-66
equipamento e suprimentos
    almofadas 33-34, 40-41
    armário para armazenamento e cestas 36
    banco com rodinhas 33-34
    coberturas de proteção 38-39
    cordas 33-35
    elásticos de resistência 33-35
    estojo de primeiros socorros 35, 39-40
    formulários de avaliação 36, 38-39, 63-64, 67-68, 70-71, 132-133
    materiais de coberta 33-34
    mesas de massagem 29-34, 37-38, 40-41
    música 35, 40-41
    na sala de tratamento de massagem 29-36, 32-33f
    óleos, loções, cremes e pomadas 34-35
    para a massagem de evento 36-41, 38f
    para terapia com calor e frio 34-35
    pesos 33-35
    recipientes sólidos 38-40
    sistema de som 35, 40-41
    suprimentos de limpeza 36, 39-40
    suprimentos pessoais do profissional de massagem 39-41
    tenda 38-39
    travesseiros 33-34
escala de dor 20-21
espaço pessoal de zonas de conforto 22
espasmos 52-54
estabilizador 55-56
estímulo 65-67
estiramento do adutor 187
estiramentos 21, 52-53, 73-74, 182-183, 187
estiramentos de primeiro grau 52-53
estiramentos de segundo grau 52-53

estiramentos de terceiro grau 52-53
estiramentos no pescoço 183
estiramentos nos músculos isquiotibiais 182-183
estojo de primeiros socorros 35, 39-40
exame de pressão direta 133-134
excitação extrema do corredor 73-74
extensão cervical 86

F

fáscia 48-50
fibras de contração lenta do Tipo I 49-50, 49-50f
fibras de contração rápida do Tipo II 49-50, 49-50f
fibras do Tipo I. *Ver* fibras de contração lenta do Tipo I
fibras do Tipo II. *Ver* fibras de contração rápida do Tipo II
figura do corpo 17, 36, 63-64, 70-71, 132-133
figura do corpo inteiro 17, 63-64, 70-71, 132-133
filamentos de actina 73-74, 74f
filamentos de miosina 73-74, 74f
flexão cervical 86
flexão cervical com rotação de 45 graus da cabeça 87
flexão lateral 87
flexibilidade 79-81
fricção 25, 104-105
fricção circular 24, 104-105
fricção cruzada das fibras 26, 54-55, 134, 136
fricção transversa profunda. *Ver* fricção cruzada das fibras
futebol, tratamentos específicos para 182-183
futebol americano, tratamentos específicos para 176-177

G

garantias dos fabricantes 32-34
gelo, aplicação de 54-55
golfe, tratamentos específicos para 184-185
golpes. *Ver* técnicas de tapotagem
    alongamento terapêutico 27, 105, 116, 137
    amassamento 26, 75, 115, 135
    amplitude de movimentos 25, 105, 137
    apertar 25, 104-105, 137
    deslizamento compressivo 25-26, 75-76, 114-116, 135
    fricção 25, 104-105
    fricção circular 24, 104-105
    fricção cruzada das fibras 26-27, 54-55, 134, 136
    golpes de alargamento 26, 75-76, 115, 137

golpes de compressão 25, 75, 104-105, 115, 135-136
manobras deslizantes 26, 134, 136
massagem de recuperação 134-138
massagem pós-evento 114-116
massagem pré-evento 103-105
pressão direta 26, 134, 136
sacudir 25, 104-105, 137
tapotagem 27, 104-105
visão geral de 24-27
golpes de alargamento 26, 75-76, 115, 137
golpes deslizantes 26, 134, 136

H

hiperdorsiflexão da articulação metatarsofalângica 176-177
hiperextensão cervical com rotação de 45 graus da cabeça 88
hipertrofia 49-51

I

imobilização 83-84
inflamação 72-73
informações de admissão 17, 18f-19f, 21, 36, 38-39, 63-64, 67-68, 70-71, 132-133
inibição recíproca 82-83
inspeção do local 63

J

joanete 170-171
joelho de nadador 175
joelho de saltador 180-181
Jogos Olímpicos 15-17

L

lacerações 72-73
lençóis 33-34
lesão hipóxica 54-55
lesões
  descoberta de, na massagem pré--evento 67-68
  hipóxicas 54-55
  reconhecimento de, na massagem pós-evento 72-74
  tecido cicatricial e 53-55
  tratamento de 23-24
licenciamento 16-17
ligamentos 47-48
Ling, Pehr Henrik 15-16
loções 34-35
lubrificantes 34-35-35

M

manobras de compressão 25-26, 75, 104-105, 115, 135-136
massagem 15-17. *Ver também* massagem esportiva

massagem da parte inferior do corpo
  pós-evento 116, 124-129
  pré-evento 66-68, 105, 110-113
  recuperação 138, 150-159
massagem da parte superior do corpo
  pós-evento 117-123
  pré-evento 66-68, 105-109
  recuperação 138-149
massagem de evento. *Ver também* massagem pós-evento; massagem pré-evento
  equipamento e suprimentos para 36-41, 38f
  lista para 38f
  planejamento e organização para 40-41
massagem de manutenção 24
massagem de recuperação
  administração 138
  após a massagem 160
  armazenamento dos registros na 132-133
  avaliação 132-134
  parte inferior do corpo 138, 150-159
  parte superior do corpo 138-149
  propósito da 24
  técnicas 134-138
massagem esportiva
  como comunicação não verbal 22
  definição 16-17, 63
  história da 15-17
  intercompetição 23
  introdução à 15-28
  manutenção 24
  momento da 23-24, 28, 63-65
  princípios fundamentais da 22-28
  processo para 17-21, 18f-19f
  propósito da 23-24, 28, 61-62, 69-70, 82-83, 103-104, 114
  verificação de resultados da 27
  Ver também evento
    massagem; pós-evento
    massagem; pré-evento
    massagem; recuperação
    massagem; rotinas
massagem intercompetição 23
massagem ocidental, primeiras formas de 15-16
massagem pós-evento
  administração 116
  alongamento na 76
  após a massagem 129
  definição 24
  desaquecimento e 71-72
  entrevista 71-72, 76
  foco da 73-76
  parte inferior do corpo 116, 124-129
  parte superior do corpo 117-123
  planejamento 69-76
  precauções 69-71
  preparações logísticas para 70-72

preparações para o armazenamento dos registros na 70-72
propósito da 23, 28, 69-70, 82-83, 114
reconhecimento de lesões na 72-74
técnicas 114-116
massagem pré-evento
  administração 105
  amplitude de movimentos e alongamento na 65-66
  após a massagem 114
  contratação para 61-63
  definição 23
  entrevista 64-66
  foco da 65-68
  lesões descobertas na 67-68
  momento da 63-65
  parte inferior do corpo 66-68, 105, 110-113
  parte superior do corpo 66-68, 105-109
  planejamento 61-68
  preparações logísticas para 63-64
  preparações para o armazenamento dos registros na 63-64
  propósito da 23, 28, 61-62, 82-83, 103-104
  técnicas 103-105
massagem sueca 15-16
materiais de coberta 33-34
Mattes, Aaron L. 16-17
Meagher, Jack 15-17
mesa de massagem Wellspring 37
mesas, massagem 29-34, 37-38, 40-41
mesas ajustáveis 31-33
mesas de massagem 29-34, 37-38, 40-41
mesas de massagem da Oatworks 33-34, 37
mesas fixas 31-33
mesas portáteis 37-38
microtrauma 73-74
momento 23-24, 28, 63-65
musculoesquelético, anatomia 48-52, 48-52f
músculos
  camadas de 60
  esquelético 48-52, 48-52f
  movimento das articulações e 54-60, 56-59t
  na anatomia das articulações 45-46
  pares de 55-58, 56-57t
  problemas com 51-55
  terminologia anatômica para 43-44, 43-45t, 44-45f
  textura do tecido e 59-60
  tipos de contrações e 50-52, 51-52f
  toque de qualidade e 59-60
música 35, 40-41

N

natação, tratamentos específicos para 174-175

O

óleos 34-35
ombro de nadador 174-175
ombros, como área problemática 167-168
ossos 45-46

P

parte anterior da coxa, como área problemática 164-166
parte inferior da perna, como área problemática 163-165
percussão. *Ver* tapotagem
pés, como área problemática 162-164
pesos 33-35
planejamento
    massagem de evento 40-41
    massagem pós-evento 69-76
    massagem pré-evento 61-68
planos anatômicos 44-45*f*
pomadas 34-35
pontos hipersensíveis 21-22
pontos-gatilho 21-22, 57-58, 79-80, 167-168
posições 21, 43-44*t*, 71-72
precauções, pós-evento 69-71
preparações logísticas
    para a massagem pós-evento 70-72
    para a massagem pré-evento 63-64
pressão direta 26, 134, 136
profissional
    na reunião do evento 41
    papel do 20-21
    relacionamento honesto com 21
    suprimentos pessoais do 39-41
    toque de qualidade e 59-60
propósito 23-24, 28, 61-62, 69-70, 82-83, 103-104, 114
Prossage Heat 34-35

Q

quadril, como área problemática 165-167

R

recipientes sólidos 38-40
regulamentos estaduais 16-17
respiração 83-84
reunião do evento 41
RICE 39-40, 73-74, 134
rotação cervical 87
rotina de pós-evento para a parte anteroinferior do corpo 124-125
rotina de pós-evento para a parte anterossuperior do corpo 117-119
rotina de pós-evento para a parte posteroinferior do corpo 126-129
rotina de pós-evento para a parte posterossuperior do corpo 120-123
rotina de pré-evento para a parte anteroinferior do corpo 112-113
rotina de pré-evento para a parte anterossuperior do corpo 108-109
rotina de pré-evento para a parte posteroinferior do corpo 110-111
rotina de pré-evento para a parte posterossuperior do corpo 106-107
rotina de recuperação para a parte anteroinferior do corpo 150-154
rotina de recuperação para a parte anterossuperior do corpo 139-144
rotina de recuperação para a parte posteroinferior do corpo 155-159
rotina de recuperação para a parte posterossuperior do corpo 145-149
rotinas
    pós-evento para a parte anteroinferior do corpo 124-125
    pós-evento para a parte anterossuperior do corpo 117-119
    pós-evento para a parte posteroinferior do corpo 126-129
    pós-evento para a parte posterossuperior do corpo 120-123
    pré-evento para a parte anteroinferior do corpo 112-113
    pré-evento para a parte anterossuperior do corpo 108-109
    pré-evento para a parte posteroinferior do corpo 110-111
    pré-evento para a parte posterossuperior do corpo 106-107
    recuperação para a parte anteroinferior do corpo 150-154
    recuperação para a parte anterossuperior do corpo 139-144
    recuperação para a parte posteroinferior do corpo 155-159
    recuperação para a parte posterossuperior do corpo 145-149

S

sacudir 25, 104-105, 137
sala de tratamento de massagem
    equipamento na 29-36, 32-33*f*
    lista para 32-33*f*
    perfil da 29-32
síndrome da luta ou fuga 20-21
síndrome do trato iliotibial 173
sinergista 55-56
sistema de iluminação 30-31
sistema de som 35, 40-41
sugestões de pós-tratamento 21-22
superstições 64-65
suprimentos. *Ver* equipamento e suprimentos
suprimentos de limpeza 36, 39-40
suprimentos pessoais, do treinador 39-41

T

tapotagem 24, 104-105
tecido cicatricial 53-55
temperatura 30-32
tempo de reação 63-64
tenda 38-39
tendinite do cotovelo medial 178-179
tendões 45-46, 46-47*f*
tênis, tratamentos específicos para 186-187
terapia com calor 34-35
terapia com frio 34-35
terminologia anatômica 43-44, 43-45*t*, 44-45*f*
terminologia direcional 44-45*t*
textura do tecido 59-60
tipos de contração 50-52, 51-52*f*
toque de mão posterior 92
toque de qualidade 59-60
trapézio superior 167-168
tratamentos. *Ver* tratamentos para esportes específicos
tratamentos para esportes específicos
    áreas problemáticas 161-168
    para basquete 180-181
    para beisebol 178-179
    para ciclismo 172-173
    para corrida 170-171
    para futebol 182-183
    para futebol americano 176-177
    para golfe 184-185
    para natação 174-175
    para tênis 186-187
    visão geral dos 161-162, 169
travesseiros 33-34

U

unidade musculotendínea 45-46

Z

zonas de conforto ao toque 22